Motor Control
CAS
odel Your Brain
Move On

慢性疼痛
是大腦的
壞習慣

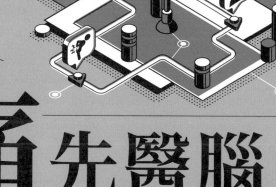

疼痛先醫腦

〔復健疼痛雙專科醫師〕**王偉全**/著

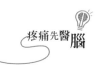

〔推薦序 1〕

提供「疼痛大腦」最佳解決方案

汪作良醫師
台灣脊骨矯治醫學會理事長·中華全衡學會理事長
台灣復健醫學會學術教育委員·台北市衡觀診所院長

　　距離上次幫王醫師出書寫序不過三年的光景，又收到王醫師要出新書的訊息。我心中不禁讚嘆這位學弟真是太強大了！自從上一次出書後，王醫師在台北成立了自己的新診所，臨床業務非常繁忙。他又接任了台灣增生療法醫學會的理事長，肩負繁重的會務推廣工作。我真心覺得上帝是不是太偏心，偷偷給了他一天 48 小時的時間。

　　研讀完新書的初稿，更加明白為什麼王醫師要寫這本書。王醫師的前一本書著墨在如何解決疼痛的結構病因；而新書好比是前一本書的續集，重點是探討慢性疼痛在中樞神經敏感化之後，形成「疼痛大腦」的解決方案。部分內容似曾相識，是王醫師原創的「注射肌動學 (Injectional Kinesiology, InK)」的教材。這堂場場爆滿、炙手可熱的講座，曾在全衡學苑舉辦，我也因此有機會全程參與。王醫師實在太佛心，他把艱深的教材內容用精簡易懂的文字完全解密。不但一般讀者可以從中獲得豐沛的科普知識，了解自己慢性疼痛不會好的原因；我也非常推薦從事疼痛診療的醫師閱讀這本書，幫長期受慢性疼痛之苦的患者，找到可能的原因與解決方案。或許聰明好學的王醫師不久又會有新的發現，撰寫第三本書。但這本即將出版的新書，肯定是目前市面上疼痛相關書籍的翹楚之作。

　　現任台北市長柯 P 有個譬喻說得好：醫生好比是生命花園的園丁，照顧著每位患者的春夏秋冬。在生命花園中有些花朵長期受困於慢性疼痛，讓生命枯萎憔悴。王醫師的這本新書，好比是一包神奇的肥料，讓飽受疼痛折磨的生命之花，再度綻放，重現風華！

〔推薦序 2〕

了解疼痛也是了解生命

林家弘醫師
以馬內利診所院長

　　以愛注射 (Inject with love)，是台灣增生療法醫學會的宗旨，提醒醫師倚靠愛心為患者注射，醫療行為只是介入，真正的醫治是靠著患者本身才能完成，80 % 的患者康復是增生療法的目標，有 20% 的患者仍無法改善，這些患者往往有複雜長期的疼痛，背後原因超出結構損傷，需要透過更進一步的診斷及治療，所幸國內各類醫學蓬勃發展，更多患者有機會能得到幫助。

　　知識就是力量，人多是因自己所不知道的事受苦，醫師也沒辦法診斷自己不知道的病，偉全醫師致力在治療困難症狀，書中整合多年的臨床經驗及諸多領域實用的知識技術，大量補充珍貴的資訊，幫助疼痛治療專業人士與患者能深入了解。

　　地球環境汙染，人身上承載很多毒素、重金屬，影響身體與大腦的正常運作，飲食的排毒淨化、適當的身體活動，多與大自然連結，讓身體有正常的恢復力，已是健康的必須，嚴重的情況需要有專業的醫療介入，書中提供了很重要的觀念。

　　疼痛不僅是一種不舒服，也保護人類生存。了解疼痛也是了解生命，生命創造從無到有，越接觸疼痛，越了解疼痛的浩瀚！慢性疼痛如果超出肌肉骨骼的範疇，往往求救無門，宛如孤兒，此書提供患者一個可能的機會 。

　　「愛人如己」，愛自己才能愛人，長期對自己施加過度壓力常是不健康的主因，「喜樂的心乃是良藥」，心藥不只能治療心病，大腦實在

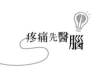
太重要了！此書也提醒我們，科學除了繼續研究結構受損的診斷及治療，也要深入診治無形的部分，以完整的角度觀察疾病，建構整體醫學，促進地球生命共同體的健康。

〔推薦序 3〕
疼痛疑難雜症的救星

周正亮醫師
中英集團復健事業部執行長暨桃園院區醫療總執行院長
前臺北榮總復健醫學部部主任／台灣復健醫學會副理事長

　　慶賀王偉全醫師前一本書《PRP 增生療法醫師教你重啓超人的修復力》的成功，引起話題，讓更多人認識到增生療法的原理及奧妙，讓肌肉骨骼疼痛的患者能夠受惠。

　　但其實慢性疼痛遠比我們想像中的複雜，也很高興王醫師能完成這本新書《疼痛先醫腦：慢性疼痛是大腦的壞習慣》闡述慢性疼痛的生物心理社會（biopsychosocial）各個面向。

　　從王醫師為台灣引進神經動能療法，為「動作控制」訓練的領域開啓了先河，提供了臨床上代償、姿勢不良等問題絕佳的評估治療工具，並最後集大成整理成醫師版本的注射肌動學，方便臨床醫師們快速整治，喚起病人的核心與弱連結。

　　疫情期間我看到王醫師還是不斷地上各種國外的線上課程，並且身為台灣增生療法醫學會理事長的他，積極與國際接軌，幾次線上國際研討會，內容都非常豐富；國內的工作坊，也在嚴峻的疫情下用各種方式舉行，例如用線上學術研討會及營養工作坊等，都讓人印象深刻、獲益良多。

　　最特別的是，營養學、功能醫學主要在內科系較盛行，王偉全醫師則是少數將其應用在復健科、疼痛治療的專家！從不同的層次處理疼痛，事半功倍，為許多傳統治療成效不彰的疼痛患者帶來契機，能夠突破許多治療的瓶頸與障礙。

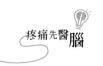

　　更特別的是，王醫師也關注疼痛患者心理及情緒的面向，連在這個領域都引入了許多不同的療法，如情緒排毒敲打、表達性書寫、花精、催眠療法等，實屬難得。

　　慢性疼痛有太多複雜的問題，我們可以從藥物的治療指引中發現，到最後都影響到中樞，改變大腦的生理結構。如果像這本書所述，一些簡單的方法就能夠改變大腦壞習慣，我想對於長期受慢性疼痛所苦的患者有極大的幫助！

　　也期盼王醫師能為台灣的醫師以及患者繼續探索新世界，開發更多治療的可能性。

〔推薦序 4〕
談疼痛照護數一數二的大全

蔡忠憲物理治療師
康富物理治療所院長

  偉全醫師這本書應該是目前台灣能見,談疼痛照護數一數二的大全了!

  書中一句話讓我這個同樣在臨床治療患者的物理治療師感同身受,就是「要病灶好了,我才不會痛」這其實是錯誤的可怕迷思!無數我看過的個案都存在一樣的思維,直到治療師透過動作控制訓練矯正身體動作失能才獲得極好的改善。疼痛這門學問實在深,它是一個身體自帶的提醒裝置,告訴你身體受到衝擊,但既然是提醒裝置,想想我們碰到火警警報響了,處理火警同時不能關閉警報裝置嗎?如果可以,那為何回到人體一定得等火警都處理完畢、現場全部清理乾淨回復原樣,才能關閉警報裝置呢?也許,正是這個控制系統、也就是書中提到的下行抑制系統出了大問題,才正是慢性疼痛糾結的最大原因!

  謝謝偉全醫師從腦出發,全方位討論動作控制、生化、情緒等面向對慢性疼痛的影響,尤其動作控制的內容與物理治療師的工作極有關係,啟動弱連結、釋放代償者一直是我們在臨床扭轉患者慢性失能與慢性症狀的最重要步驟,偉全醫師在這一部分的介紹明確解釋疼痛機轉、清楚分類原發痛與代償痛,並從研究支持的證據說明運動治療的好處,改變腦對動作的恐懼、從深層核心釋放代償,並從多面向介入處理中樞敏感化的問題,疼痛將可以被有效控制!

  我極力推薦偉全醫師的好書,請大家享受偉全醫師從全世界各地學習並在臨床實踐的知識與技術,所集合創作的豐富知識饗宴!

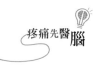

〔前言〕

為什麼疼痛要治療大腦？
慢性疼痛，從腦下手是王道！

　　寫這本書的初心是臨床上太多為慢性所苦的病人，儘管再怎麼告訴他傷得不嚴重，與疼痛不成比例，這個痛可能**有其他問題**，但他還是不相信。

　　因為「**我的疼痛明明是在受傷之後才產生的！**」於是產生了一個根深柢固的信念：「受傷才是我痛的原因，只要把這個傷治療好了，我的痛就會好。」

　　這邏輯乍聽之下沒錯，一般人都是這樣想的；根據你的經驗法則，大部分的痛確實這樣都會好，但超過三個月的**慢性**疼痛則不然！因為這邏輯中有個很致命的違理之處：**為什麼你的痛會慢性化？**

　　受傷是**肇因（誘發因子）**沒錯，也就是**最後一根稻草**，但它不是慢性化的**根因（前驅因子）**。要同時治療你的**前驅因子、誘發因子及維持因子（Antecedents, Triggers, Mediators, ATM）**，病痛才能真正改善！

　　正常來說，一般的肌腱韌帶損傷，應該三個月以內就要好了，你為什麼沒有好？

　　是不是修復出了問題？吃太多消炎藥？沒有好好休養？機械性關節不穩定？核心無力或動作控制異常導致功能性不穩定？

　　損傷本身及關節不穩定部分，可以參考我前一本書所提到的**增生療法**來改善。**動作控制**則需要靠**釋放代償者→活化弱連結**來改善，我會在這本書的第一章詳細說明。

　　就算沒有好，人體的設計是會逐漸適應它的。我們小時候應該都有

受傷的經驗，現在照 X 光或超音波來仔細檢視，有些可能並未完全康復；但你卻不覺得痛，不為此感到困擾。

日本曾經針對 1211 位**健康人**做頸椎的核磁共振，發現高達 87.6% 的人有椎間盤突出，但他們都**毫無症狀[1]**！美國針對 3110 位健康人做腰椎的核磁共振，發現二十多歲的人有 37%，八十多歲的人有 96% 有椎間盤退化，我再次強調他們都**毫無症狀[2]**！（本書注釋均於全書最後 P248-283。）

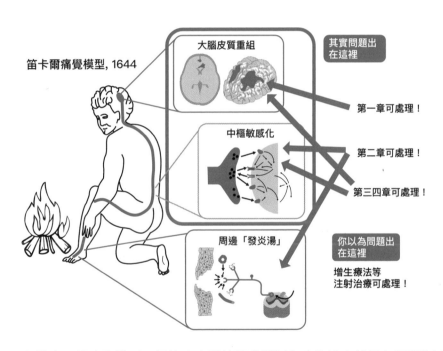

1644 年笛卡爾提出的模型，很符合直覺地讓我們以為痛的地方就是有問題的地方，再傳到腦中感知到疼痛。但隨著越來越多的研究發現，慢性疼痛不一樣！疼痛的地方處於各種發炎物質混合的「**發炎湯**」狀態，透過脊髓傳到中樞神經時，因為**下行抑制系統**無法作用，變得越來越敏感，最終活化微膠細胞、預設模式網路造成**大腦皮質重組**，定形成「疼痛大腦」。

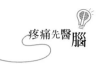

慢性疼痛被解構分四期[3]：

1. 前驅易感期 (Predisposition)：先天條件如基因、甲基化（第四章會詳細說明）、免疫反應、情緒等（第二、三章會有詳細解說）。

2. 傷害事件本身：當下組織受傷的嚴重度勢必也會影響。

3. 過渡期：為了避痛，前額葉皮層和伏隔核（有快樂中樞之稱）開始訊息交換，影響神經內分泌，逐漸疼痛中樞敏感化；同時身體的動作控制也開始變化，這在第一章會有詳細解說。

4. 維持期：大腦皮質重組，維持成**慢性疼痛是大腦壞習慣**。

好消息是，每個步驟的問題都是可以處理的！

這個明明有傷，卻可以適應而不感到痛的過程，與我們的中樞神經（包括大腦和脊髓）的**下行疼痛抑制**有關，**你的下行抑制系統為什麼不工作了**？

身上毒素太多？營養素不足？讓身體一直處於慢性發炎、慢性感染、慢性過敏導致**肥大細胞活化症候群**等免疫紊亂的狀態？壓力太大，自律神經失調、迷走神經被關掉、低甲基的狀態讓你的疼痛基因關不掉，對疼痛越來越敏感？中樞敏感化？

記不記得你以前小時候的扭傷？你全好了，或是沒有全好但是不痛，對吧？那就是因為你的修復能力和下行抑制系統運作良好！同理可推論慢性疼痛不會好有兩個原因：修復能力不足或下行抑制系統出問題。傷勢很嚴重可能與修復能力不足有關，可以靠增生療法改善，但慢性疼痛的病人，常遇到一個現象，就是「**醫生說我沒那麼嚴重，但是我就是很痛**」，**那想必就是下行抑制系統出問題了**！

　　「**要病灶好了，我才會不痛**」是個錯誤的可怕迷思！治療慢性疼痛，你一定要破除這個迷思！因為會讓你痛的壓根就不是那個不嚴重的病灶，而是腦。

　　我將舉六個簡短的實例，試圖說服你**慢性疼痛，你該治療的是大腦**。藉由找出深層核心、排毒、去敏、營養、舒壓，釋放你的大腦，疼痛不再困擾你。

　　1. 一位慢性腰痛的病人，很明確的說他是自從某一天閃到腰開始痛的，核磁共振看起來沒什麼事，他卻痛得要命，連彎腰一點點都沒辦法。肌力測試發現他的腰大肌、核心都沒有力氣，憋氣之後可以把力量叫回來；於是我從腹側釋放他的橫膈膜（他的**深層核心**），活化腰大肌、核心，當場手可以摸地，無痛！

　　2. 年輕女性因為運動拉傷腰部肌肉，被診斷椎間盤突出，試過各種治療就是沒有一丁點改善。透過門診時的七大因子症狀問卷，發現她的脹氣很嚴重，懷疑是**小腸菌叢過度增生**，導致身體處於慢性發炎狀態，發炎物質藉由迷走神經、腸腦連結傳到大腦，導致中樞敏感化。費了一番唇舌，花了很多時間溝通腸道毒素與免疫造成疼痛的關係，雖然她的頭腦半信半疑，身體願意嘗試做**排毒 5R 療程**，疼痛逐漸獲得控制。

　　3. 因車禍導致膝蓋疼痛的病人，核磁共振看到髕骨裂開，但注射治療都只是暫時有效，過了不久就會打回原形，跟原本一樣痛，而且開始變得對天氣敏感，下雨或變冷就痛，疑似**肥大細胞活化症候群**（會製造組織胺，造成神經發炎）。過敏原檢測發現對貓毛過敏，而她養了五隻貓。做了**索氏去敏療法**之後，始見增生治療成效，漸漸不痛了。

　　4. 一位髖關節疼痛的病人，打了一整年的增生療法未見改善，痛到失眠、足不出戶、想輕生，X 光卻跟他說沒什麼。於是做了**功能醫學**檢查，發現缺乏維生素 B6 等營養素，於是幫他做了**靜脈營養治療**，疼痛大

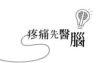

幅改善。他隱約還是能感覺到疼痛，但是那再也不困擾他。

爾後我問他：「好了你最想做什麼？」這是**認知行為療法**，他便完成自己去跳飛行傘的夢想。

5. 一位婦人，每到同月份就會嚴重頭痛，原本被診斷季節性頭痛。經時間軸詳問病史，發現她的頭痛與先生逝世的內疚感有關，做了**家族排列**與**情緒排毒敲打**的釋放（第三章會詳細說明），並推薦她做**深慢呼吸**及**正念冥想**，頭痛不再來。

6. 反覆腰痛多年的男性，有運動習慣，常感覺腰部僵硬。**注射肌動學**測起來核心無力，發現與情緒及呼吸有關。**功能醫學**檢測發現缺乏多巴胺，注射**增生療法**及**神經療法**（膻中穴、荊棘之冠），並補充多巴胺後，邀請他回家做**表達性書寫**，翌次回診疼痛改善 95%！

疼痛醫師 Michael Moskowitz 說：「**慢性疼痛可以被遺忘！**」曾給他的一位女性患者看「慢性疼痛的腦」和「無痛的腦」的照片，並告訴她：**「只要你的大腦長這樣，就不可能會痛！」**

我不是說這些疼痛是在你的腦裡幻想出來的，而是指有時由下而上的方法行不通，不如試試由上而下，活化你與生俱來的疼痛抑制系統，有時候是因為它失能才導致你那麼痛，當然你也可以選擇雙管齊下、上下夾攻，去處理你的病灶；抑或像上述那些毫無疼痛的健康人一樣，接受不完美的影像及身軀做自己想做的事，人生繼續向前，Move on!，有何不可？

希望上述例子能讓你了解到「**嚴重度≠疼痛度**」。開放地擁抱各種可能性，勿忘你**治療的目的：做想做的事！**已有無數的研究告訴我們，有時候影像看起來很嚴重，但是不痛；也很常見影像看起來沒什麼事，但是很痛。我就狠心問你一句，如果這兩者**只能二擇一，你要哪一個**？

　　更妙的是，有研究指出，「**疼痛度 ≠ 忍受度**」！意即有時候很痛，但是你可以忍受；有時候說實在話沒那麼痛，但是你就是無法忍受。反映了我們應去探索情緒、睡眠、活動減少等因素，從不同角度去治療疼痛 [4]。

　　我曾經遇過一位，只有坐著的時候會感受到微痛的病人，但是他就是無法忍受，如坐針氈，四處尋醫求診，核磁共振、神經傳導檢查都沒有明顯異常。打了非常多的針，因為他有一個很強的信念：「我一定有一個結構異常的點導致疼痛，只要打到那個點，疼痛就會好。」

　　他已經給非常多高手打過針，每次來就是想打針，一直想「打到那個點」，儘管經**診斷性注射**能暫時解除疼痛，證實已經打到那個點，疼痛也都只是短暫改善，而且注射後反應也不合常理地激烈（例如只打低濃度葡萄糖也會劇痛多日）。所有資訊顯示他的問題不是「打到那個點」可以解決的，他還是活在**不可動搖的信念**（俗稱幻覺）裡，否認客觀資訊，不願意面對他的腸道菌叢混亂、神經內分泌混亂、情緒焦躁不安，全身都在慢性發炎，這一切的一切，都在讓他那細微的疼痛不斷地放大、放大、放大。開放接納各種可能性、臣服，可能是他人生最大的議題吧！慢性疼痛的治療，最關鍵莫過於大腦的**神經可塑性**，如果大腦已經僵化、執著，過程將十分艱辛。我也遇過另一位病人，他手指曾截肢至今仍一摸就痛，但這卻不困擾他，他來求診是因為膝蓋痠脹。

　　綜合以上，我真心認為慢性疼痛的根源在腦！包括**動作控制**（**Motor control**）、**肥大細胞活化症候群**（**MCAS**）、**情緒**（**Moods**）這三大 M，接著你就可以慷慨迎接第四個 M：Move on! **邁步向前**！

　　在我們疼痛專科考試指定教科書中有一張圖表：你以為問題出在受傷的局部，但其實問題出在下行抑制系統，包括整個中樞神經（腦和脊髓）及自律神經系統！只要你的腦發揮正常功能，就不可能會痛！

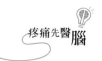

　　該圖表明疼痛訊號的感覺、情緒、認知處理。疼痛時，情緒相關的邊緣系統、海馬迴（記憶）、杏仁核（恐懼）會同時活化，影響前額葉／額葉皮層區域的認知處理。此外，疼痛訊號也儲藏在自律神經裡，會觸發交感腎上腺髓質和下丘腦－垂體－腎上腺皮質 (HPA) 軸的活動[5]。

　　結論是希望喚醒受慢性疼痛所苦的人，以更高的角度看自己，理解到**慢性疼痛需要治療大腦才能終結**。你一路走來辛苦了，在豐富的旅程及治療經驗裡，其實生命已經給了你很多線索，僅待你覺察、跳出框架、認清事實。你可以傷未好，但它不痛、不困擾你、不折磨你。

　　村上春樹曾說：「疼痛無可避免，**折磨是你選擇的！**」
（Pain is inevitable. Suffering is optional.）[6]

　　好消息是，你也可以**選擇不折磨**。

[目錄]

CHAPTER 1 用肌肉重組大腦——
Motor Control 動作控制改變大腦壞習慣

> ‧動作控制障礙為肌肉出現問題的代償
> 　謝凱閔（超全能診所物理治療師）
> ‧顳顎關節與慢性頭痛的代償關係
> 　趙哲暘醫師（氧樂多牙醫診所院長）

[目錄]

CHAPTER **2** 用排毒療程翻新大腦——

Mast Cell Activation Syndrome (MCAS) 疼痛通道：肥大細胞活化症候群

CHAPTER **1**

用肌肉重組大腦
Motor Control 動作控制
改變大腦壞習慣

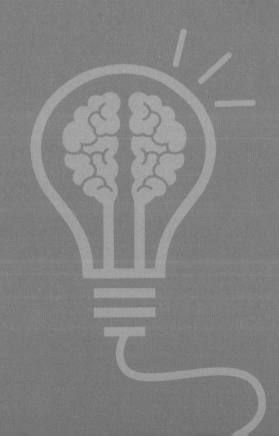

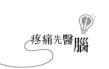
　　定向：**好奇**、**覺察**、**賦能**。這一章談看不見的結構：**動作控制**。透過動作控制訓練，便可重組大腦皮質，是最快速有效的方法。

　　我將結構性疼痛分兩種：**原發痛**、**代償痛**（請注意，此處還不包括後面章節將介紹的化學痛、情緒痛）。

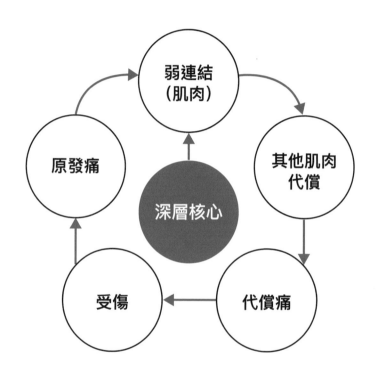

【圖 1-1】　**受傷**造成**原發痛**，小腦保護機制會讓肌肉不要出力避免疼痛，這被抑制的肌肉便是**弱連結**，可能導致**其他肌肉代償**，代償久了產生代償痛，過度代償受傷又可能導致新的受傷、原發痛，加重弱連結，此時更多肌肉加入代償，造成惡性循環。太多弱連結，腦使出大絕招──**深層核心**參上！深層核心包括大腦、顳顎關節、橫隔膜、內臟、骨盆底肌、疤痕。打破惡性循環需「釋放代償者 →活化弱連結」等動作控制訓練，才能徹底改善。本章重點就是教你找出「你的弱連結」、「你的深層核心」，**利用肌肉重啟神經可塑性，改變大腦**！

	原發痛	代償痛
成因	**直接創傷**	長期**動作控制**不良
病史、疼痛方式	有明確外傷史（說得出哪天開始痛），疼痛位置局部集中（指得出來且壓了會痛）簡單治療快又有效，影像檢查嚴重度與症狀成正比	不確定自己怎麼受傷的，疼痛位置模糊廣泛不易覺察、治療漫長且進步緩慢，容易慢性化，影像檢查嚴重度與症狀不成正比（影像說沒什麼，但自覺很痛）
舉例	跌坐在地撞到尾椎、打高爾夫球扭到腰、跑步扭傷、打籃球十字韌帶斷裂、車禍、手術……	核心無力、姿勢不良導致腰椎旁肌群過度使用而痠痛……
診斷方式	X 光、超音波、核磁共振、電腦斷層等找出**病灶**	SFMA 精選功能性動作評估、InK 注射肌動學、NKT（神經動能療法）等，姿勢及動作評估系統找出**弱連結**和**代償者**
鑑別診斷	疼痛是因：有外傷史、影像與疼痛度成比例局部治療效果佳	疼痛是果：無明顯外傷、影像與疼痛度不成比例局部治療效果不佳
不穩定性來源	機械性不穩定（硬體）	功能性不穩定（軟體）
診斷困難之處	久了也會產生各種代償	久了也會產生骨刺、韌帶損傷、神經壓迫等病灶

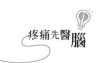

易混淆之處	易受免疫、修復能力、發炎消散能力影響	易受發炎狀態（感染、自體免疫、過敏）、情緒、疤痕影響
治療方式	局部注射、增生療法、手術	整合性增生療法（注重生物張力整合結構） 神經療法、動作控制訓練、矯正性運動、紅繩懸吊訓練
如何影響腦？	**DAMP 損傷分子模式**透過神經免疫系統**中樞敏感化**；疼痛促使大腦恐懼迴避，改變動作控制	動作控制本來就是大腦與肌肉的連結，其穩定性又受**心理免疫神經內分泌系統（PINE 複合體）或腸腦連結**影響

　　做疼痛治療的醫師，或許常有一種感覺：網球肘、足底筋膜炎、腰痛等問題，好治療的很好治療，難治療的異常難治療，甚至會拖好幾年！我認為原因就出在好治療的是原發痛，難治療的是代償痛。所以前者簡單做些復健，或局部打個針就好了；後者要做動作控制檢測或整體筋膜鏈的分析，找出原發病灶（這裡常常是不痛的），解開了並配合運動治療，症狀才有機會徹底改善。

　　有一點要釐清的，就是代償痛有可能因為某次**過度代償**變成原發痛，所以這樣的病人會很疑惑，我明明就是傷到這裡，應該是原發痛，可是怎麼這麼難好？例如棒球投手長期使用手肘內側的肌肉去代償筋膜鏈上的構造，撐不住了還硬去使用，便造成該處的肌腱韌帶損傷或內上髁炎（俗稱高爾夫球肘），這是代償痛演變成原發痛。

　　大家應該都聽聞過**核心肌群**與腰痛有關，其實**核心控制**就是動作控制的一種，那是腦部與核心肌群的連結，**作為改變大腦的第一步是快速**

有感的。

　　但腦要連結的不只是核心肌群，而是**所有肌肉**，否則就會出現許多**代償**。藉由簡單的測試，我們可以知道哪裡無法連結，無法啟動，稱之為**弱連結**。暫時的代償不是問題，問題是到最後你的腦沒力了，只好拿出最後大絕招！可以拿來代償任何肌肉的代償之王——**深層核心**；深層核心有深層含義，可以幫助我們指引方向，找到根因。找出**你的弱連結**，後面章節會一直用到，為我們鋪墊肌肉測試的基礎。

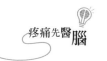

{1} 失去核心，持續代償，疼痛勢必一再復發：弱連結 vs 代償者

在臨床上我一再遇到的現象，就是疼痛暫時改善，但是過一陣子就又反覆發作，甚至蔓延到別的部位。很多人會歸咎於受傷的地方是否還沒好？

或許吧！但更有可能的是，不良的**動作控制**（又稱**神經肌肉控制**）導致姿勢異常，受傷的部位一再受到壓迫，這時發生**代償**，使病灶難以修復、容易復發，甚至衍伸出新的問題。

要處理動作控制的原因非常簡單，例如你椎間盤突出，一定是有一個「原因」讓你椎間盤突出，而光打針到這一個椎間盤可以先快速暫時解決這結果，但是沒有解決到這個「原因」！

而這個原因就可以在動作控制的測試中找到！我首推的 **SFMA**（精選功能性動作評估）就能有效找到系統中的異常，且治療後改善疼痛 [1]；《美國醫學會期刊》研究發現動作控制訓練甚至能夠減少中樞敏感化、改善功能、改變大腦灰質結構 [2]，似乎也有預防腰痛復發的效果 [3]。

早在 2018 年知名醫學期刊《刺絡針》提出的下背痛治療指引中，便提到「運動治療」應列為慢性疼痛的第一線治療，應常規使用 [4]。 因為腰痛或任何疼痛，都可能引起本體感覺信號中斷，造成大腦的**運動和感覺皮層重組**，改變大腦對肌肉的控制，由上而下使疼痛慢性化 [5]。

　　這就是我這本書要強調的，疼痛會改變大腦、改變神經肌肉控制，我們也可以回過頭來，透過肌肉，改變大腦及疼痛，逆轉勝！

　　疼痛如何改變大腦？圖 1-2 以下背痛為例：我們每踏出一步，都有反作用力和身體做互動，這些下意識的動作都是極為快速的，本體覺會收集資訊到大腦的 **S1 體感覺皮質區**，接著與 **M1 主要運動皮質區**溝通，再藉由**下行本體感覺預測**的脊髓反射弧預測該出多少力給肌肉，這就是神經肌肉控制。（否則你就要每一步都要想出多少力，腳和地面還有多少距離，太辛苦了！）

M1主要運動皮質區　　S1體感覺皮質區

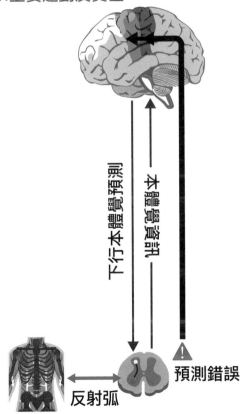

下行本體覺預測　　本體覺資訊

反射弧　　預測錯誤

【圖 1-2】慢性疼痛會造成大腦的**運動和感覺皮層重組**，動作控制重新分配，使疼痛慢性化並且定型成疼痛大腦。

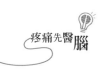

當有疼痛的時候，照原本的預測出力，可能會更痛，大腦會發出警訊「現正發生**預測錯誤**」，告訴 S1, M1「這樣會痛，需要調整啦！」（這就是神經肌肉控制的**重新分配**。）

是乎，S1, M1 一點一滴發生改變，你的大腦及**神經肌肉控制**亦發生改變，疼痛慢性化後就定型了。

本來是「神經→肌肉」控制，本章節將透過「肌肉→神經」教你如何改變回來！

除此之外，脊髓裡有**下行疼痛調節系統**，失能的話會加劇疼痛，涉及非常多的**神經傳導物質**，其調控與肥大細胞、腸腦連結、病原體、自律神經等有關，之後會談到。

爲什麼「運動治療」那麼重要呢？

核心肌群的觀念相信大家都聽過，與慢性腰痛息息相關。核心之一的**腹橫肌**，會在上下肢的周邊肌肉啓動前的 30 至 110 毫秒便先行啓動！

這是正常的肌肉啓動過程，對身體來說是最穩定、省力的；假使沒有照這樣的順序啓動肌肉的話，你的周邊肌肉是**失控**的，你的一伸手、一抬足，都需要額外使力、加倍奉還！最常見的例子是腰痛，很有可能就是因為你的腹橫肌沒力或不穩定，導致在背側的腰方肌，需要加倍使力**代償**，反覆過度使用，自然終有一天會受傷，導致腰痛。

廣義來說，核心還包括腹部的上下前後左右（橫隔膜、骨盆底肌、豎脊肌等肌肉）形成一個完整的「力室」，應有穩定的**腹內壓**，這是核心的真諦！可以在我們需要出力的時候，將力量均勻地分散在這個力室裡的每個角落。這就是為什麼嬰兒雖然身體小小的，卻能夠拳腳有力，你看他們 360 度鼓鼓的腹部，正是完美腹內壓的象徵，被踢到超痛的！

如果你能練出那樣的腹內壓、核心控制（不等於八塊肌），想腰痛也難。

有研究發現，如果叫一個人不停的彎腰搬重物，腰痛的人不懂分散壓力，每次都使用同一塊肌肉、彎曲在同一個脊椎；而沒有腰痛的人，則是懂得平均分散壓力，使用不同區塊的肌肉、彎曲在不同的脊椎 **6**。

我在臨床上，很常看到舉重選手、體操選手測試出來核心肌肉無力（很諷刺對不對？明明應該是要最有核心的運動）。不過這當然有一點選擇偏見（selection bias），因為做這些運動需要大量的核心，會容易反覆受傷的當然就是核心不穩定的運動員們。試想一位舉重選手，核心肌肉無力，於是在舉重的時候只好用下背部的肌肉硬撐，肌肉力量不夠了，自然會牽連到腰椎附近的肌腱韌帶，導致脊椎滑脫或椎間盤突出。

什麼是動作控制？

試想我們走路時，左手和右腳抬起，此時左手和右腳的前側肌群便被啟動，後側肌群便理當被抑制，這樣我們才能夠順利的抬起它們（如【圖 1-3】）；與此同時，右手和左腳是相對往後的，此時右手和左腳的前側肌群便被抑制，後側肌群被啟動。這就是正常的**動作控制**，又稱**神經肌肉控制**，這無關於肌肉力量大小，而是關於「神經是否能**適時地**啟動或抑制肌肉」。也就是說，該啟動的時候要被啟動，該被抑制的時候要被抑制！

什麼時候懷疑有**動作控制異常**的問題？

1. 感到無法發力
2. 壓不到痛點
3. 主動角度小於被動角度：例如手只可以抬高到 90 度，但是別人幫忙卻可以抬到 150 度。

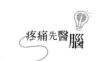

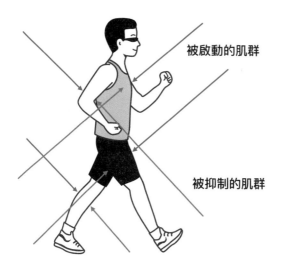

被啟動的肌群

被抑制的肌群

【圖 1-3】正常走路時的動作控制：神經是否能**適時地**啟動或抑制肌肉才是關鍵。

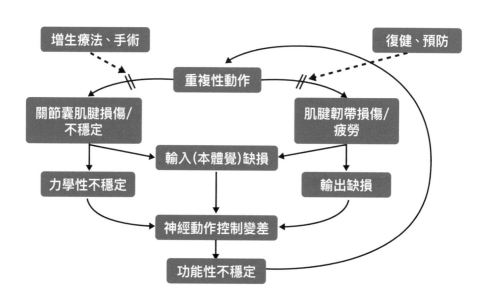

【圖 1-4】 慢性疼痛源自於不穩定，不穩定分成**力學性不穩定（硬體）**及功能性**不穩定（軟體）**兩種。兩者都需要治療，慢性疼痛才會徹底改善。

4. 某個角度會引發疼痛，但是換個姿勢又不會：例如坐著仰頭不會痛，趴著仰頭才會痛。

根據 Panjabi 的脊椎穩定模型，一個良好的軀幹動作控制包含三個部分：中樞神經系統、肌肉系統、骨骼韌帶系統 [7]。我在我的前一本書《腰痛、膝蓋痛≠要開刀？ PRP 增生療法醫師教你重啟超人的修復力》中提到：外傷或重覆動作造成肌腱韌帶損傷，造成**關節不穩定**，身體必須用各種方式代償，包括肌肉僵硬、骨刺、鈣化、積水、退化等，這個不穩定是造成肌肉骨骼疼痛最根本的原因！我們把它稱之為「**力學性不穩定**」。此時可以採用增生療法（又稱**再生注射療法**），強化肌腱韌帶，增加關節力學性穩定，解決疼痛的**硬體**問題；當然更嚴重的，還是需要手術。

關節囊韌帶、肌腱裡富含各種平衡覺、本體覺的感受器，這就是為什麼腳踝受傷的人，會大大的影響平衡感，反覆扭傷，但其實所有關節都有這些受器。這些感覺輸入會透過脊髓，傳入大腦（**神經**），再輸出到肌腱（**肌肉**），如果加上輸出缺損，就會造成**神經肌肉控制**變差，也就是**動作控制**不佳，即「功能性不穩定」[8]。

傳統上只能透過復健、矯正性運動治療，解決疼痛的**軟體**問題；我因為上了許多相關課程，想要發展一套讓醫師也能夠在診間快速解決神經肌肉控制障礙的方法，特別研發了一套課程：**注射肌動學**（Injectional Kinesiology, InK），能夠**尋找根因，快速診治**，利用打針的方式快速喚醒核心肌群並誘發神經肌肉控制，突破許多疼痛治療上常遇到的瓶頸。

目前神經肌肉控制障礙的評估及治療系統琳瑯滿目！我特別推薦的就是來自美國的**神經動能療法**（NeuroKinetic Therapy, NKT）、來自挪威的**紅繩懸吊訓練**，在台灣有非常多有志之士在做這方面的治療，有機會可以去了解，說不定是你久病未癒的契機。

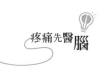

應用肌動學及觸康健（Touch For Health, TFH）的肌力測試系統中，甚至將全身的肌肉「入經」，所以當你平衡肌肉的同時，你也平衡了全身的經絡。

想起來人要穩定還真是複雜，必須力學性、功能性都得到穩定，你不但能治好現在的傷，還能**免於復發**，可謂真正的療癒。

測試你的「動作控制」吧！

民眾版 **InK 注射肌動學**測試（請參考影片「找出你的弱連結」）

	棘上肌（任脈）	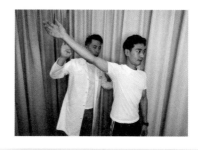
站姿	下斜方肌（脾經）	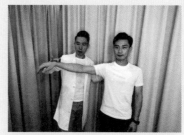
	前三角肌（膽經）	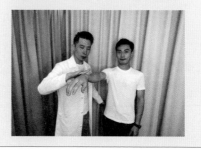

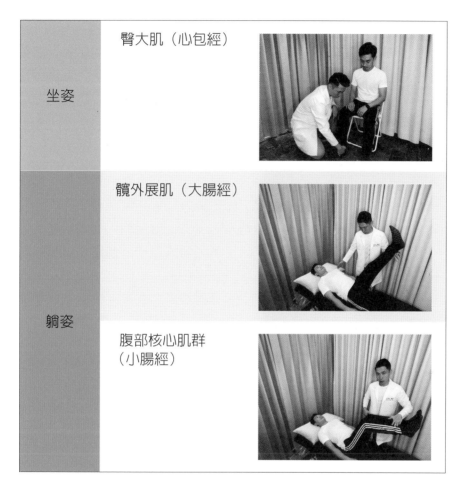

坐姿	臀大肌（心包經）	
躺姿	髖外展肌（大腸經）	
	腹部核心肌群 （小腸經）	

弱連結 vs 代償者

　　在上面所舉的腰痛例子，無力的**腹橫肌**便稱為**弱連結**。這裡必須解釋一下，這裡說的「無力」並不是像腦中風的患者那樣「真正的無力」，連重力都無法抵抗抬不起來，而是指「神經肌肉控制失能」，也就是這條肌肉無法**適時地**出力。也可以理解成「腦 ↔ 肌肉」的連結、反應、控制，是否快速又有效率？遇到環境的變化時，肌肉是否能立即給出回應？

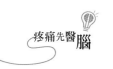

　　為了彌補無力的弱連結，身體會很下意識地找個替代方案：**代償者**，來完成我們日常生活動作、增加運動表現、度過難關。例如久坐或搬重物的時候，腹橫肌、腹內壓明明該有力的，偏偏它是弱連結，無法適時出力，身體只好找上述的腰方肌、腰椎韌帶等人來代償，它們總有力猶未逮的時候（畢竟這本來不是它們的工作），過度使用或用久了，總有崩潰的一天，過度負荷產生撕裂傷或發炎，導致疼痛。

　　你可以想見，這個「弱連結 vs 代償者」的關係，是一種積習，很難改的！因為你的弱連結，它就是弱，就是難以啟動，就像懶散的員工，你不會想用他的。同時你又一直**習慣**用另外一條**好用的**肌肉來代償，就像勤勞的員工，找他溝通成本最低，又彷彿**電阻最小的電路**，這樣走最輕鬆，久而久之這就會成為一種不良姿勢或習慣，大腦會記憶起來（別忘了大腦到肌肉也是神經電路），一旦「最小阻力之路」形成，怎麼改都改不過來。

　　可想見有一天，總是被你叫的勤勞員工會不滿爆發，這就是他受傷告病假的時候了。你的肌肉代償者也是一樣。

止痛新觀念

　　慢性疼痛是大腦的壞習慣，假使這個壞習慣一直改不了過來，代償者一直受傷發炎，你的痛當然永遠不會好，反覆發作是理所當然的。幸好，現在有許多神經肌肉控制的評估和訓練方法，能夠快速地找到你的弱連結及代償者。藉由**神經肌肉控制訓練**，我們可以運用**大腦可塑性**，解開這個壞習慣！因此我把它列為治療慢性疼痛的第一步。

｛2｝ 重新連結大腦與肌肉：
神經肌肉控制訓練

　　我常稱**神經肌肉控制**為「看不見的結構」，「腦 ↔ 肌肉」的連結是**軟體**，相對於骨骼、肌肉、筋膜、肌腱、韌帶是看得見的硬體。猶如今天一扇自動門無法開啟，有可能是一塊石頭擋住了（硬體問題），但也有可能是電腦程式的問題（軟體問題）。

　　神經肌肉控制訓練就是用來調整我們身體的電腦程式。你可能會非常驚訝有多少人覺得卡卡的，以為是關節退化，但是其實只是程式出差池！有許多的運動選手，也有很多神經肌肉控制的問題，尤其是會反覆受傷者，所以目前越來越多的物理治療師和教練也開始關心起動作控制這個領域，因為的確找到問題點（弱連結 vs 代償者）加以解套之後，能夠快速突破瓶頸，顯著提升運動表現。

　　動作控制訓練和一般的運動治療有什麼不同呢？首先，它非常強調關係，所以一定要先評估找出「弱連結 vs 代償者」的關係，並分辨「軟體 vs 硬體」的問題。

　　其次，強調**本體感覺**、**動作行為**、**動作控制**、**動作恐懼症**等因素造成的影響，長期的動作控制異常會造成**大腦皮質重組** [9]，動作控制訓練重建**大腦可塑性及功能穩定性**。

　　影響我們慢性疼痛有一個深層的原因：安全感。因為恐懼是造成動作控制難以調整回來的重要因素，甚至在下背痛的專書都會提到疼痛慢

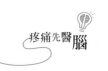

性化的黃旗指標之一：**動作恐懼症**（kinesiophobia）。不只是腰痛，甚至在膝蓋痛的病人身上也發現有動作恐懼症的人大腦發生了變化 10。

假設我們今天走在路上，左方突然有一顆棒球飛過來，我們一定會嚇一跳、可能閃躲；又或者左方突然來了一隻惡犬，我們交感神經會被啟動，**迷走神經**會被關掉，這時我們可能憋氣、咬牙（很常用來代償的深層核心），以便決定我們要戰鬥、逃跑、強直靜止（fight, flight, or freeze）。從此以後，我們走路的**模式**可能就改變了，意味著我們的**神經肌肉控制**就被改變了！可能會身體不自覺的不敢看左邊，或者是走路會慢慢往右邊，腰椎或頸椎也可能有一個往右側的扭轉，走路怪彆扭的！

動作控制的中樞神經處理

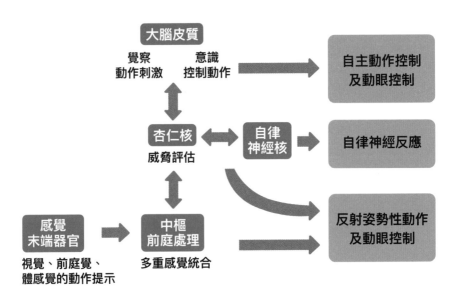

【圖1-5】動作控制會受到**情緒性穩定**影響：覺察、意識、杏仁核、壓力、自律神經、多重感覺統合等。

這是我們的**杏仁核**（恐懼中樞）已經被劫持了，它隨時都在偵測危險。研究發現我們的杏仁核會透過自律神經、大腦皮質、中樞前庭系統，影響姿勢反射、行走功能及動作控制 [11]。副交感神經代表**修復、放鬆**，迷走神經是最重要的副交感神經，**唯有我們覺得安全了，療癒才開始**，因為處於高壓狀態的身體，是會抑制迷走神經的。

由此可知，神經肌肉控制會受到**情緒性穩定**（恐懼中樞杏仁核、壓力、自律神經、心理創傷、靈性等）的影響。講個更淺顯易懂的例子：我們緊張的時候容易**屏住呼吸**，這時候呼吸的輔助肌（胸鎖乳突肌、上斜方肌、斜角肌等）會容易緊繃，也就是常見的肩頸痠痛的重要原因。很多人在長期壓力之下，容易聳肩、脖子僵硬。被改變的神經肌肉控制積習難改，是你的疑惑「為什麼肩頸痠痛不斷復發」的答案。解方只有一條：**解放代償者，強化弱連結。** 我們可以找出你的深層核心，看肩頸的肌肉究竟在代償誰？藉由肌肉重塑你的大腦，讓你的身體對這些壓力是有適應性的、耐受性的。

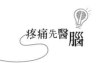

{ 3 } 找到深層核心的情緒：大腦、顳顎關節、橫隔膜、腸道、骨盆底肌、疤痕

　　從上面的例子我們可以看到，憋氣→肩頸酸痛，沒錯，呼吸也可以是代償者。**橫膈膜**是多麼強壯的肌肉呀！我們每天呼吸將近兩萬次，維持我們的腹內壓並穩定核心，它又透過韌帶連結腰大肌、腰方肌，這些肌肉連接到四面八方，甚至到達我們的椎間盤。

　　當我們處於壓力狀態，身體狀況不好的時候，很容易有弱連結產生，這時為了度過難關，身體不得不採用終極手段：用**深層核心（如呼吸）**來代償！

　　舉例來說，我們感冒或生病的時候會有一種懶洋洋，連走路都困難的感覺，這時所需要用來提腳的肌肉便是腰大肌，可能是被抑制的，它無力了我們可以用憋氣（也就是利用橫膈肌）來協助行走功能。意即正常要用腰大肌走路，你也以為你用腰大肌走路，但其實你在用橫膈肌走路，這可不是好事！若又因為杏仁核被挾持讓它養成惡習，這就會成為你未來走路的方式：憋氣走路！

　　除了橫膈膜之外，常拿來當代償者的深層核心還包括了大腦、顳顎關節、腸道、骨盆底肌、疤痕。這就是為什麼我們運動健身時、使不上力時，一咬牙、屁股一夾，又可以再撐下去。這就是深層核心的威力，它們幾乎可以暫時取代任何肌肉，可謂**超級代償者**！而一位好的教練，會觀察你的代償，盡量減少代償，才能夠養成良好的動作習慣，並且訓

練到真正該訓練的肌肉。

會出事的運動員，往往就是像我剛剛說的舉重選手沒有核心，馬拉松選手不會呼吸：常常測起來是用**橫膈膜**來代償跑步的肌肉，如臀大肌、臀中肌……。之前跟一些跑者合作，檢測後發現幾乎都有呼吸代償的問題，也難怪這是近年物理治療界最夯的話題，數不盡的運動員、病人，調整呼吸後疼痛獲得改善！

自行車選手常常有**骨盆底肌**的問題，尿道常常壓迫著，骨盆腔前側處於緊繃的狀態，很適合在股四頭肌或臀大肌沒力時，就近用來幫助踩踏。

比較特別的深層核心，容我解釋：工作壓力大又失眠的人，常常會用自己的意識、意志力（**大腦**）去強行控制這些沒有肌力的弱連結，久而久之容易「耗盡腦汁」，產生腦霧、頭痛。

弱連結的肌肉，有時候是缺乏一些營養素，因此有些人會用身體的養分能量，也就是**腸道**，去代償。這樣的人會容易脹氣、胃食道逆流、腹瀉、便秘、腸躁症、腸漏症等各種腸胃道的問題。腸道容易受毒素的攻擊，各種病原體（黴菌、細菌、病毒、寄生蟲）、毒素（重金屬、農藥、環境荷爾蒙），透過腸腦連結，與大腦相通，慢性化後會透過迷走神經，影響自律神經。

疤痕則是筋膜中的黑洞，力學上張力無法傳遞，都務必檢視疤痕造成的影響，這點我在《腰痛、膝蓋痛≠要開刀？PRP 增生療法醫師教你重啟超人的修復力》有專門章節解釋。可以想像成肌肉無力時，身體會「呼喚黑洞」，藉助疤痕頑強沾黏的超強引力來使力，而且經驗上，往往會呼喚最古老、最重大的疤痕。

多次來台在台灣復健醫學界、教練界掀起旋風的《精繪解剖》及神經動能療法講師 Dr. Kathy Dooley 就曾經撰文寫到**剖腹疤痕**是如何改變

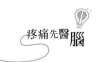

我們的腹內壓，造成腰痛、髖關節及膝蓋不適；劉奕辰物理治療博士已翻譯該網誌，必讀推薦 [12]。我的臨床經驗發現任何疤痕都有可能造成身體疼痛，尤其是甲狀腺手術、盲腸闌尾手術、疝氣手術、剖腹產疤痕。

　　所有的深層核心都暗藏情緒。曾經有腰痛到最後發現是呼吸代償的朋友，說他想起曾悲痛到無法呼吸，呼吸代表對生命的熱愛，反應安全感 vs 恐懼、拒絕改變、感覺沒有權利佔據空間有關。顳顎關節也代表了咬著牙關、隱忍、憤怒的情緒。骨盆底肌則是離心臟最遠，想要把情緒跟自己的心永遠隔離，最佳的藏身遮羞之處。疤痕則是代表創傷記憶勳章、執著、「暴力能解決一切問題」的信念，大腦及腸道則可能隱藏任何情緒。

　　深知深層核心對動作控制以及慢性疼痛造成的影響，我研發了一套叫做 **InK 注射肌動學**的評估及治療系統，旨在「尋找根因，快速診治。」

　　能夠幫助醫療人員在有限的時間內找到疼痛更深層的原因，突破瓶頸，也就是什麼時候這個疼痛跟核心肌群有關？何時跟情緒有關？何時跟營養有關？何時跟呼吸有關？何時跟疤痕有關？都能夠快速的辨別出來。

　　為了了解他的療效，我利用 2021 年 8 月 23-24 兩日在台中長安醫院做了非正式研究，收案下背痛 22 人，一週後成功追蹤 18 人。治療前填寫〈疼痛分佈問卷〉、VAS 量表及〈中文版羅蘭－摩里斯下背痛生活障礙問卷〉，全部都有根據 Lyftogt 醫師的手法施打「神經旁注射」（PIT，舊稱神經增生療法，降低濃度葡萄糖注射於痛點及神經纏繞處），最後 9 人只有打 PIT，9 人 PIT 加上「注射肌動學」的注射方式治療**深層核心**（以亂數表決定）。

　　7 天後追蹤 VAS 量表及〈中文版羅蘭－摩里斯下背痛生活障礙問卷〉，因為痛點都有施打，所以治療當下其實都是幾乎不痛的，唯用

InK 注射肌動學治療深層核心這組，一週後還能維持著療效並改善生活品質，進步程度五成以上，跟對照組比起來均達顯著差異。

其中還有一位家庭主婦，一年多前因跌倒導致腰痛，原本站立時候就會疼痛導致無法做家事，疼痛難耐。原本疼痛指數 6 分，生活障礙指數 14 分；1 週後追蹤竟然疼痛指數 0 分，生活障礙指數歸 0，表示可以完全過原本正常的生活！

	只打 PIT	PIT+InK 注射肌動學
疼痛指數 VAS (0-10)	降低 1.27	降低 3.05（進步幅度 51%）
下背痛生活障礙 RMDQ	降低 2.89	降低 5.22（進步幅度 61%）

{4} 深層核心如何檢測？

找出你用來代償的「深層核心」吧！

民眾版 InK 注射肌動學流程（請參考影片「找出你的深層核心」）

1. 評估：弱連結	完成民眾版 InK 注射肌動學測試（請參考影片「找出你的弱連結」），並記錄下來「你的弱連結」
2. 診斷：找出代償者「深層核心」	依序邊嘗試下列動作，邊測試弱連結： 1. 輕輕觸摸你的大腦 2. 咬緊牙關（顳顎關節） 3. 憋氣（橫隔膜） 4. 一根手指插入肚臍（腸道） 5. 憋尿（前側的骨盆底肌） 6. 夾肛門（後側的骨盆底肌） 7. 手摸疤痕 看摸著哪一個的當下，能讓你的弱連結變得強壯有力，這就是「你的深層核心」，請記錄下來！代表你慣用它來代償，請留意覺察平時在壓力下的反應，說不定有意外的發現。
3. 治療：解放代償者	輕敲「你的深層核心」，或找到該處緊繃的地方稍微按摩一下！翻閱後面的章節，尋找最適合你的治療（筋膜釋放技巧極為專業，如有問題請諮詢你的醫師或治療師）。

4. 賦權：強化弱連結	再測試一下「你的弱連結」，看現在是不是變有力了？如果有的話，請找相關的運動作為訓練，這就是你的每天功課！請每天重複 3.4. 兩個步驟，至少一至三個月，幫助你的大腦重塑連結。如果沒有請找專業人士評估。

「你的深層核心」暗示你可能最適合的治療

你的 深層核心	可能適合的治療
大腦	荊棘之冠（神經療法）、安撫杏仁核等重塑大腦策略、經顱微電流、活化迷走神經、顱薦椎療法、花精療法、情緒排毒敲打
顳顎關節	褪黑激素、咬合矯正、增生療法、顱薦椎療法
橫隔膜	呼吸釋放與訓練、活化迷走神經
肚臍（腸道）	排毒 5R 療程、神經療法、定頻微電流、內臟筋膜鬆弛術、吊胃式（Uddiyana Bandha）、活化迷走神經
骨盆底肌	凱格爾運動、快樂嬰兒式（Ananda Balasana）、顱薦椎療法、生物等同性荷爾蒙療法、神經療法
疤痕	神經療法、鎂油或花精濕敷釋放疤痕、定頻微電流

　　橫隔膜的部分，我特別建議一生至少一次，請物理治療師釋放你的胸廓緊繃的筋膜，因為橫隔膜範圍太大，這個部分很容易有盲點，不知道自己長期以來哪裡呼吸的筋膜是緊繃的；或者先參考《呼吸：啟動筋膜自癒的開關》一書按圖索驥也可以。接著每天可以做深慢呼吸（Deep-

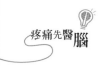

Slow Breathing, DSB）或冰人呼吸法（Wim Hof method, WHM）。前者可以調節自律神經及疼痛，減少緊張、焦慮、憂鬱的情緒[13]；後者較為進階，甚至有研究發現可以壓制發炎反應、調節免疫、禦寒，改善類風濕性關節炎、發炎性腸道疾病[14]。

肌力反應測試（InK 注射肌動學、AK 應用肌動學）中還有所謂的行走測試及泄殖腔同步測試，可以看出你行走的協調性以及控制泄殖腔的筋膜鏈是否達到同步平衡，也需要進一步評估是否需要自律神經／迷走神經治療，需經動作控制訓練的專業人員評估。

｛5｝疼痛不會好，單單只是結構問題嗎？

　　所有慢性疼痛皆非單單只是結構問題！只是比例的問題。怎麼知道你的痛主因是不是結構呢？

　　1. 沒做什麼，疼痛卻突然發生或復發。

　　2. 給專家治療過結構，未見明顯改善。

　　3. 治療後**短暫改善便打回原形**，甚至更嚴重，或症狀常常復發、位置跑來跑去。

　　4. 核磁共振等什麼檢查都做過了，都說沒什麼，或影像與症狀嚴重度不成比例。

　　5. 伴隨**非典型症狀**：紅腫、癢、震顫、發抖、抽筋、燒灼感、發冷發熱到變色等。

　　6. 疼痛會被「非物理性因素」誘發，如天氣變熱或變冷、陰雨、飲食、失眠、壓力、疲勞、情緒、生理期、感染。

　　7. 伴隨其他身體臟器的症狀（如腹痛、脹氣、經痛、疹子、偏頭痛、腦霧、憂鬱焦慮）。

　　8. 某個事件後（出國、搬家、換工作、離婚、生產等），症狀明顯加重。

　　請特別注意第一點，很多病人會說：「我沒做什麼，怎麼會這麼痛？」

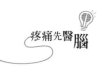

對啊，你以前一定做過更重的活，打籃球、馬拉松，甚至拔河都沒事。如果你是因為外傷、摔倒、扭到、車禍等導致疼痛，那完全可以理解你的疼痛是結構性問題！但是**你沒做什麼卻這麼痛，還不考慮非結構性**的問題？換我無法理解了！

第二、三點也非常重要，我想鼓勵大家覺察。在診間有些病人甚至幫他做**診斷性注射**（意即打了一些麻藥在懷疑結構有問題的地方，疼痛立馬改善就表示有打到病灶），病人很驚訝症狀完全改善，表示完全不痛了，於是討論之後注射 PRP（富血小板血漿）。回去之後果然疼痛好很多，但是過了一陣子又突然全部回來，打回原形。試想其中邏輯：大幅改善表示一定有治療到痛點，後來又痛回來，不表示有其他原因導致復發還能是什麼呢？

此時你有三個選擇：

1. 做核磁共振等更詳細的檢查、尋求第二意見，排除腫瘤、骨壞死、骨折、感染等因素。

2. 重複施打看會不會越來越好。

3. 找其他面向的問題，如動作控制、化學（如肥大細胞）、情緒（如自律神經）。

我理解病人的心理通常會選擇前兩項，但是實務上我可以告訴你第三項有問題的比例是最高的。醫學喜歡用驗證過信效度的量表來評估是否真的有「心因性腰痛」，在看過《腰痛難民》一書最後，我覺得這個日本福島縣立醫科大學醫院的骨科及身心科醫師共同研發的 BS-POP 量表非常好用 [15]！

以下 6 指標「無」是 1 分、「有時候」是 2 分、「幾乎都是」為 3 分：

情緒指標	程度指標	分數
有時會想哭或真的哭	☐ 無 ☐ 有時候 ☐ 幾乎都是	
總是心情鬱悶	☐ 無 ☐ 有時候 ☐ 幾乎都是	
總是緊張焦慮	☐ 無 ☐ 有時候 ☐ 幾乎都是	
一點小事就會發脾氣	☐ 無 ☐ 有時候 ☐ 幾乎都是	
莫名疲累	☐ 無 ☐ 有時候 ☐ 幾乎都是	
有疼痛以外的原因，導致難以入睡	☐ 無 ☐ 有時候 ☐ 幾乎都是	

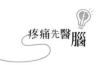

以下 4 指標「無」是 3 分、「有時候」是 2 分、「幾乎都是」為 1 分：

情緒指標	程度指標	分數
食慾正常	☐ 無 ☐ 有時候 ☐ 幾乎都是	
可以如常工作	☐ 無 ☐ 有時候 ☐ 幾乎都是	
睡眠起床後感覺是飽足的	☐ 無 ☐ 有時候 ☐ 幾乎都是	
一天之中，早上心情最好	☐ 無 ☐ 有時候 ☐ 幾乎都是	

　　其實這個量表還有醫師方的評估，兩者加在一起最準。患者方的分數如果大於 15 分，則懷疑有心理方面的因素導致腰痛一直不會好。有時候精神方面的壓力，病人自己也無法覺察，或許可以藉由這一個有醫界驗證過的量表找到一些線索（**其實生命已經給很多線索了**），而病痛是改變的契機，跟自己的內心對話吧！

　　病人極常遇到一個狀況，就是有些醫生說要開刀，有些醫生說不用開刀；有些醫生說這有問題，有些醫生說沒有問題。那我是否可以總結：**就算有問題也沒有那麼嚴重？**（當然每個人的情況不一樣，你可以根據醫生說法誰說得通、是否等診斷性注射等方式可以證實等，在風險可控的情況下，決定接受什麼治療。）

　　如果沒有任何**客觀**證據能夠顯示有個「超嚴重問題」導致你的疼痛，那麼，這個疼痛最大的問題，就只能出現在你**主觀**的認知裡了！也就是

46

中樞敏感化。

　　中樞是指腦部和脊髓，呼應本書所要強調的重點：許多疼痛跟腦有關。

　　怎麼知道自己是否有中樞敏感化？可以參考「**中樞敏感化症候群（central sensitivity syndromes, CSS）**」包括腸躁症、緊張型頭痛、顳顎關節障礙、肌筋膜疼痛症候群、局部軟組織疼痛症候群、週期性腿部抽動症、多重化學物質敏感性、女性尿道症候群、間質性膀胱炎、創傷後壓力症候群、憂鬱症、慢性疲勞症候群、功能性消化不良、纖維肌痛症等。

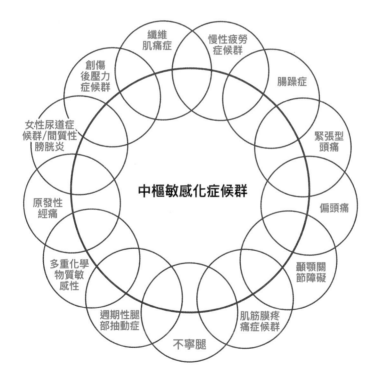

【圖 1-6】**中樞敏感化症候群**：以上任一症狀，都有研究顯示與中樞敏感化有關，有越多症狀則代表敏感化的越嚴重或越複雜。

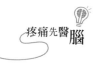

中樞敏感化症候群要怎麼解決？有兩步驟：

第一步：請你找專業的醫師評估，並開立適合的神經痛藥物，這些都是有醫學實證對症狀有部分控制效果的藥物。

第二步：若症狀還是很困擾你，或經藥物治療未完善控制，恭喜你找對書了，研究發現中樞敏感化的疼痛跟甲基化基因、神經內分泌、自律神經、感染、失眠、環境及心理因素有密切關係[16]。本書能讓你了解這些其他可能的原因及治療的方式。

根據 IASP 國際疼痛研究協會的定義，疼痛本來就是主觀的個人體驗。好消息是，如果疼痛可以是主觀的，事情就好辦了：你也可以**主觀覺得不痛**。

不要執著於結構因素造成疼痛，還有什麼可能性？我要怎麼主觀不痛？不是用意志力，你不是關羽，沒有那麼神奇，而是要透過本書所講到的肌肉、肥大細胞、情緒等面向揭露出原因才能解決。至於**什麼因子造成我主觀覺得痛**？

問得好！在怪病大師 Klinghardt 醫師的自律反應測試（Autonomic Response Testing, ART）系統裡，任何疾病都可以在「七大因子」中找到答案！

1. **毒素**：重金屬、齒毒、化學物質、有機溶劑、病原體如細菌或病毒感染、黴菌毒素，造成肥大細胞活化症候群。
2. **營養素缺乏、生化失衡**：甲基化異常、粒線體失能、神經傳導物質異常、荷爾蒙失調等。
3. **結構異常**：肌腱、韌帶、骨頭等。還有「看不到的結構」：核心肌肉、動作控制。
4. **能量紊亂**：疤痕、神經節中毒、經絡氣結、扁桃體等。

5. 食物不耐：食物敏感、麩質過敏等。

6. 地場壓力、生理壓力：水土不服、電磁波、整體環境就是哪裡氣場或風水不對勁，造成你在這裡很不舒服、失眠，身體出現壓力反應，就稱之為地場壓力（geopathic stress）。

7. 情緒創傷、靈性問題：未解情緒、杏仁核劫持、代際創傷等。2018 年《刺絡針》雜誌出了一篇重量級的文章，談論下背痛治療的醫學**實證**，在**慢性下背痛建議的第一線治療**只有四個，不是藥物、打針、開刀，而是：**維持活動、衛教、運動治療、認知行為治療！**

不是單一肇因，不代表你的結構是沒有問題的，但是你要不要冷靜想想？一般人只是韌帶受傷會痛這麼久不會好嗎？有沒有可能有別的原因阻礙他的修復？你的身體為什麼沒有辦法像小時候那樣馬上就好？

有時候你的疼痛是很複雜的，以「健康金三角：結構、化學、情緒」來說，你的腰痛可能各佔三分之一之類的。

所以重點是「排序」！你的癥結是什麼，不要一直治療次要的東西，而對癥結視而不見。

當然有時候需要專業醫師、治療師的協助，抽絲剝繭，才能重見曙光。

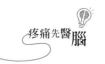

{6} 疼痛時軟硬體都要處理

　　局部問題不需要處理嗎？當然要啊！就像我一開始說的「硬體、軟體」比喻一樣，局部問題是硬體的部分。就像一個自動門無法好好關閉，有可能是有一顆石頭擋在那裡，那顆石頭一定要處理掉。舉個更直白的例子，譬如阿基里斯肌腱斷裂，我們知道可能會有動作控制及免疫上的問題，難道處理的動作控制及免疫調整，肌腱就會自動接起來嗎？當然不會！但是縫合了之後，如果不訓練動作控制，不調節免疫，是否容易復發或衍生別的問題呢？

　　結論：**硬體、軟體都要處理！**

公式：「局部創傷＋動作控制異常＋肥大細胞活化症候群＝慢性疼痛╳情緒」

DAMP + Motor + MCAS = Pain x Mood（DAMP 局部創傷、Motor 動作控制、MCAS 肥大細胞活化症候群、Mood 情緒）

　　增生療法之父 Dr. Hackett 早在 1957 年便刊登在超權威的醫學期刊 JAMA《美國醫學會期刊》，發表針對 1178 人的研究增生療法治療下背痛的成功率高達 82%[17]！目前的**增生療法**可以治療到身體大部分的組織，所以一般肌腱韌帶的損傷，都有不錯的效果；如果你給受過專業訓練的增生療法醫師治療過，效果非常差的話，合理懷疑有別的問題。

　　第一種可能是電腦程式控制的問題，這就是軟體的部分，最容易理解的就是核心是否有力、姿勢動作是否有問題、是否有不良慣性代償？但是以醫學專業的角度來說不只是核心肌群，而是你的腦部要連結每一條肌肉，做到良好的神經肌肉控制，而這也是這本書所強調的：**慢性疼痛是大腦的壞習慣**！藉由動作控制訓練動作，重新調整大腦，**只要你的大腦長這樣，就不可能會痛**！是讓疼痛不再復發的最佳策略！

　　目前的研究發現，疼痛會改變大腦中的許多構造，而其中一個非常重要的就是前**額葉皮質**。好消息：經過治療後前額葉皮質的厚度是可以恢復的 **9**！甚至發現它和杏仁核、島葉、扣帶迴、**預設模式網路**等結構的連接性也獲得改善。

　　在我的經驗上，還是有非常多的病人**異常執著**，一定要在痛點附近找到一個結構是異常，然後深信只要打針或手術治療到那個地方，痛就

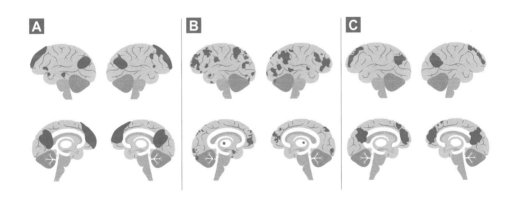

【圖 1-7】A 是原本就健康的人的大腦，B 有慢性下背痛的人的大腦，C 是經過治療後腰椎不再疼痛的人的大腦。你可以看到，經過治療後 C 和 A 長得幾乎一模一樣 **18**！也就是說：**只要你的大腦長得像 A、C 這樣，你就不會痛！**

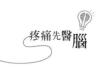

會好了。我現在就可以明白的告訴你，這絕對是錯的觀念！

首先，疼痛代表那邊有**很多免疫發炎反應傳送到腦部的疼痛中樞**，可能影像上看得見，可能看不見，跟結構異常不能劃上等號。已經有無數的研究揭示了這件事。反之亦然，結構有問題有可能這個已經是身體最佳對策，幫助你適應各種日常生活動作，這些骨刺有可能是勞苦功高支撐你到現在的功臣，而非要除之而後快的敵人。

我的《腰痛、膝蓋痛≠要開刀？PRP 增生療法醫師教你重啓超人的修復力》書中有提到一個極端的例子：一個核磁共振看起來超級嚴重的椎間盤突出，病人竟然一點症狀都沒有！核磁共振看起來正常的人，卻是坐輪椅進診間，每天晚上要吃止痛藥加安眠藥才能入睡。

我就問你個**靈魂拷問**，二選一：

你要結構看起來都沒事，卻痛的要死？

還是要結構看起來有問題，但是不痛？

我相信大部分的人會選後者，**這本書就是要告訴你，你能做到！如何做到！**這個核磁共振嚴重椎間盤突出的人都可以不痛了，你也可以！首屈一指的醫學雜誌也揭示 64% 的無痛人有椎間盤突出，裡面不乏嚴重者，但就是完全不痛 [19]，只要整體的發炎免疫反應降下來。

《自然 - 綜述免疫學》期刊在「痛與免疫」一文說：「疼痛是**組織損傷、發炎性疾病、病原體入侵和神經病變**的重大特色。」[20] 你怎麼知道你僅是第一個，而非四者交錯而成？基本上只要你是慢性疼痛（超過三個月），你一定或多或少有局部組織損傷以外的免疫異常成分，而且佔的比例可能比你想像的多。與其一直執著在局部組織損傷的治療，不如想方設法降低發炎反應、降低對病原體的敏感度、平衡神經傳導物質及自律神經，說不定就不痛了！

不要以為最近沒有感染，就代表你的慢性疼痛跟微生物沒有關係！之前潛藏在你身體裡的各種病毒、黴菌、細菌、寄生蟲的病原體，**痛覺神經元對牠們非常敏感，甚至會主動偵測牠們及其產物的存在**。例如金黃色葡萄球菌會直接活化痛覺受器，脂多醣 (LPS) 是革蘭氏陰性菌的主要細胞壁成分，也會活化痛覺受器；白色念珠菌是一種真菌病原體，也會通過酵母聚醣活化痛覺受器。皰疹病毒更是會侵入感覺神經元，難怪皰疹後神經痛是最難處理的疼痛之一。

這就是為什麼較複雜的個案必定會做到**排毒 5R 療程**，還需要處理大腦發炎、自律神經失調。但是你也不用過於憂慮，身體還是有一定的修復能力，以我的經驗來說，八成的個案只要處理這一個章節所提到的「硬體、軟體」Motor Control 動作控制部分，就已經能改善疼痛了！

剩下的兩成**頑固性疼痛**，勢必要靠後面章節所提到的 **MCAS 肥大細胞活化症候群**、**Model 重塑大腦**、**Move on! 穩定邁步向前**等，才能達到終極的根除疼痛，恢復健康的生活！

所以我整理出公式：

局部創傷＋動作控制異常＋肥大細胞活化症候群＝慢性疼痛 X 情緒

先處理造成機械性不穩定的**局部創傷**，再處理造成功能性不穩定的**動作控制異常**，可以處理絕大部分的疼痛，尤其是以結構層面為主的。如果這樣效果還不好，要尋找阻礙修復的癥結，必定落在**化學**、**情緒**因素，而這兩個因素的共同結果都是造成**肥大細胞活化症候群**，而**情緒**則會放大或縮小疼痛的感知，有著調控的作用，且聽我後面的文章娓娓道來，所有疼痛都可以迎刃而解。

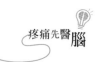

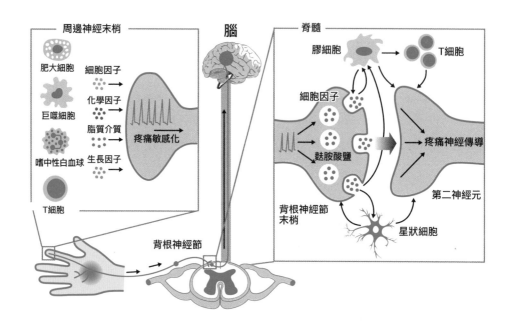

【圖1-8】免疫細胞（**肥大細胞**、巨噬細胞／單核細胞、中性粒細胞、T細胞）會釋放各種細胞因子、趨化因子、脂質介質和生長因子，作用於痛覺神經元，再傳到背根神經節、脊髓、大腦。到了中樞神經系統，藉由**神經免疫交互作用**（neuroimmune interactions），痛覺的突觸前傳入神經會釋放麩胺酸鹽、ATP和細胞因子；接著，突觸後神經元將信號傳遞給大腦的過程中，T細胞、**膠細胞**等還會產生**促發炎物質**，作用於突觸前和突觸後神經末梢，導致**大腦神經發炎**、**疼痛中樞敏感化**。

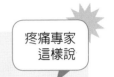

動作控制障礙為肌肉出現問題的代償

文／謝凱閔　超全能診所物理治療師

　　談起「動作控制」眞的是讓人每個字都看得懂，卻不見得懂其中意思的專業名詞，這也是在治療的過程中時常需要向個案說明的。現今對動作控制的解釋相當多，我想用一個比較簡單的方式比擬，請試著想像人體是一家高檔精緻的餐廳，這家餐廳有經理、廚師、服務生、櫃檯、帶位人員和清潔人員等，這些人在餐廳中各司其職地忙進忙出處理大小事，就只爲了一件事：讓客人享用高檔精緻的料理。然而，我們的人體就好比這間餐廳，而餐廳中的「人」是誰呢？在動作控制中，身體上的各個肌肉便是忙進忙出的這些「人」。

　　身爲一名物理治療師，對於人體動作的評估和處理都是我的臨床處理範疇。當人體各司其職的「肌肉」出現「問題」的時候，就會產生動作控制障礙，這些常出現的問題即是「代償」；也就是說當個某個肌肉應該在正確的時間點做出應該做的事，但身體因某些問題出現卻又爲了要運作或使用，身體的某些地方就會開始出現「代償」。

顳顎關節會影響動作表現嗎？

　　有位個案曾因爲運動導致有下背痛的症狀，我透過王偉全醫師開創的「注射肌動學」中的肌力測試找到他身體中是否有些肌肉沒有「正常工作」，發現最明顯無力的是「腹橫肌」，這條肌肉是我們身體的核心控制中非常重要的一條肌肉，我想找出是否有「人」在代償這條肌肉，而我發現當個案咬緊牙關後便可以重新召回腹橫肌的力量！我認爲當個案在運動的過程中常透過「咬牙」的方式在使用身體，並非有效地使用身體中的肌肉，造成身體的動作控制較差，也因此在腹部

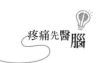

肌肉沒有正常發力的狀況下運動就可能造成腰痛，而常時間地使顧顎關節代償也導致附近組織變得緊繃了！

關節活動度只跟關節附近軟組織有關係嗎？

一位中年女性因右側肩關間活動度不佳，手無法抬高取物，穿衣服也有困難，曾經做過一段時間的儀器治療後沒有太大的改善，經由醫師轉介來到我這治療此個案。問診後得知此個案曾做過一段時間的放化療後才開始有活動度的問題，由於個案已經過一段時間的治療，我決定使用定頻微電流療法進行處理。我認為前胸到肩關節的組織都有被影響，因此決定處理淋巴系統和神經系統，因為是放化療後的關係而使用「毒素」的狀況處理這些組織，過程中輕輕地感受肩關節附近的組織張力，隨著治療時間的堆積組織開始軟化，活動度便開始增加，內轉和外轉的角度也隨之出現！個案經過這次治療到下次回來跟我說她已經可以在公車上拉車環了，我替她感到相當地開心和興奮。

也因這次的臨床經驗，我得知了動作控制的問題來自很多，肌肉神經不能夠正常運作肯定是來自身體被某些因素所干擾，然而這些「因素」需要先被解決才能夠將組織調整回原來的狀態，便可進行動作控制的處理。

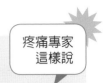

顳顎關節與慢性頭痛的代償關係

文／趙哲暘醫師　氧樂多牙醫診所院長

　　顳顎關節是頭頸部位顯而易見的左右同步可動關節，可同時旋轉與滑動的特色來輔助人們完成咀嚼、吞嚥、發音，甚至呼吸功能，可以說，顳顎關節是與維持生命息息相關的重要結構，事實上，顳顎關節不僅僅直接影響口顎結構的功能，也與身體的姿勢、筋膜的張力、呼吸的能力、以及自律神經的功能有著密不可分的關連。

　　一般人對於顳顎關節症狀的印象主要在於開閉口時出現關節聲響，然而，有顳顎關節症狀的患者，往往還有偏頭痛、耳鳴、以及焦慮恐慌症狀，不僅僅如此，顳顎關節是直接與牙齒咬合（齒列不整與咬合不正）、顳顎關節囊（張口不全）、顱底的蝶骨枕骨（腦功能與連接脊椎的硬腦膜張力異常）、頸椎（脊椎側彎與自律神經異常）、開閉口肌肉與關鍵的舌頭功能密切相關，也就是說，顳顎關節功能是牽一髮動全身，需要從全人的觀點進行臨床治療的切入。

　　顳顎關節深深受到舌頭功能的影響，特別是現代人因為飲食精緻化而容易舌肌力不足，一方面容易出現小下巴臉型，二方面容易出現閉口肌群緊咬的代償，都讓顳顎關節出現較高的壓迫、發炎與骨頭吸收。除了容易出現顳顎關節症狀外，顱骨枕骨的頭薦骨律動會跟著改變而經由硬腦膜往下影響身體結構與呼吸能力，在腰椎區容易出現脊椎壓迫與周邊神經受抑制而容易腰痛與腹部臟器疾病，呼吸能力一方面因為下巴後縮出現上呼吸道狹窄而容易有睡眠呼吸中止症，頭薦律動的改變導致有吸氣無力（排酸與供氧能力皆差而高酸且缺氧）吐氣有力的現象，加上腰椎困境容易出現腹內壓不足與橫膈膜功能低下困境，呼吸能力進一步受到抑制，而下顎後縮容易出現頸椎過直與頭部

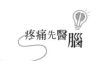

前傾習慣，迷走神經因此容易受到壓迫，會進一步惡化腸胃等消化器官功能。

戽斗的咬合較不容易有顳顎關節症狀，但是卻總是有下巴歪斜導致的平衡問題，可以注意到舌繫帶拉扯與枕骨歪斜，胸椎容易壓迫而影響心肺功能，吸氣有力吐氣無力而容易缺氧，較大的困境是上顎骨發育差而容易有鼻道狹窄與惱人的三叉神經節的壓迫。

臨床上，可以透過應用肌動力學找出理想的下顎位置來調控顳顎關節，定位後，透過身體筋膜伸展運動（例如八段錦或物理治療運動）可以快速移除肩頸背部疼痛與改善吸氣吐氣能力，來確認顳顎關節的異常。接著透過舒緩舌根張力、提升舌肌力與舌耐力搭配橫膈膜的治療，來活化深淺前線與內核心肌群的功能，不僅讓呼吸能力再提升，也有機會明顯改善自律神經功能，加快身體其他症狀的復原。

如果有機會，搭配王偉全醫師的疤痕治療，加上舒緩顳顎關節囊、開閉口肌群、二腹肌與胸鎖乳突肌於耳後乳凸交接，可以再增強療效，搭配牙科咬合板與後續牙齒矯正或假牙重建，可以讓治療成果更加穩定，只是會有費用高與療程長的壓力，且都需要做額外的評估再做考量。

CHAPTER 2

用排毒療程翻新大腦

Mast Cell Activation Syndrome (MCAS)

疼痛通道：肥大細胞活化症候群

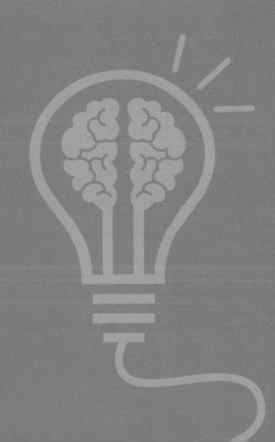

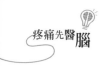

　　定向：豁然開朗、充實、下定決心。這一章談**營養生化**機制；利用**排毒 5R 療程**透過**腸腦連結**改變大腦。對我來說是汰舊換新，倒垃圾後重新佈置，翻新大腦的過程。

　　本章知識量非常高，集結我十多年來治療慢性疼痛最重要的心得！可能有人會覺得難，沒有關係，可以慢慢吸收，或先找與你有關的。

　　我想先解釋為什麼發炎反應會持續，疼痛為什麼跟這些發炎反應及毒素有關，並且有各種奇怪的症狀，希望讓你了解為什麼治療疼痛需要排毒？傳遞「原來我的疼痛根源在這裡！」的感覺。

｛1｝ 為什麼吃消炎藥、打針沒用？ 不要一腳踩加油，一腳踩煞車

許多人慢性疼痛超音波一看，還在發炎（紅腫熱痛），病人會問「為什麼那麼久還在發炎？」答案很簡單，原因如下：

1. 讓它**持續發炎的因素還在**：姿勢動作問題、過敏原、病原體、毒素等。

2. 發炎物質無法**消散**：**消散失敗**、**膠淋巴排毒系統**（glymphatic system）無法作用。

3. 下行抑制系統失能，你的痛已經**中樞敏感化**：大腦神經發炎、神經內分泌異常、自律神經失調，也就是大腦已經**定型化成疼痛大腦**。

做增生療法及再生治療久了，很多醫師會轉介困難的個案給我，我發現這些人的思路常會執著在「我的問題**點**在哪？」但問題就在於你的問題不是一個**點**而已！常常是**線**，例如整條筋膜或動作控制的問題。或是**面**，造成發炎的因素還在或發炎物質無法散去，累積久了使得中樞神經敏感化。甚至是**體**，受到家庭、工作、社會環境等壓力影響，讓他處於慢性疼痛的狀態。這些持續發炎的因素、無法消散的因素、中樞敏感化的因素，都會總結到一個原因，就是本章節的重點：**肥大細胞活化症候群**。不去除的話，再做什麼強效的治療都猶如**一腳踩加油，一腳踩煞車**，永遠無法前進！

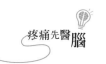

先不要扯那麼遠，首先說明什麼樣的下背痛容易慢性化？

《美國醫學期刊》的 2021 年研究[1] 發現，慢性化的因素包括**一開始症狀就很嚴重、有保險給付**（不要懷疑，真的是指有保險的人不容易好，幾乎所有的醫師都觀察到這個次級獲益，所有大規模研究也都證實這件事）、**體重過重、吸煙、有憂鬱或焦慮**症狀，甚至在沒有紅旗指標的情況下**太快做核磁共振、過度使用藥物**（尤指類鴉片劑），都有可能讓下背痛變成很慢性。

我們可以看到，慢性化的因素中，除了一開始的嚴重度之外，其他的**幾乎都與結構無關**。換句話說，**除非你的損傷一開始就超嚴重，否則我保證你的慢性疼痛一定有化學或情緒的因素在！**

讓我們回到事發現場，一個人扭到腳踝，為什麼會一直好不了呢？

從**功能免疫學**（Functional Immunology）的角度來想想，當他受傷的時候會引發局部的發炎反應，稱之為「**DAMP 損傷分子模式**」，它會吸引**嗜中性白血球**從微小靜脈進入受傷組織，試圖去吃掉受傷的組織或病原體。

接著它會釋出訊號，一方面抑制嗜中性白血球進入組織，另一方面呼叫它的吞噬同盟好友**單核球**轉變成**巨噬細胞**。接著白血球會計劃性自殺（細胞凋亡），巨噬細胞把白血球及其所吞噬的受傷組織及病原體一併吃掉，接著把它透過**淋巴系統**帶離組織。

研究發現急性發炎反應，變成慢性發炎就會纖維化或沾黏，而無法痊癒的原因就是「**消散失敗（resolution failure）**」[2]！

吞噬同盟：發炎反應的啟動與消散

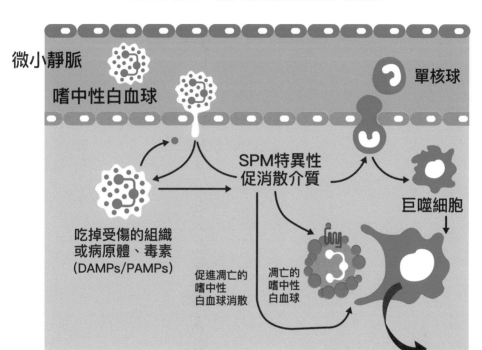

【圖 2-1】**吞噬同盟**（phagocyte partnership）指**嗜中性白血球**進場，開啓了發炎反應的序幕，吃掉毒物後啓動凋亡反應，呼喚盟友**巨噬細胞**，請巨噬細胞把它跟毒物一起吃掉，同歸於盡。壯烈犧牲後，清場機制很重要，否則**未消散**的嗜中性白血球會把毒素又吐出來。清場時需要 SPM（如 Omega 3 脂肪酸）能讓發炎物質消散，現代人極度缺乏，容易導致**消散失敗**，加上**淋巴**排除功能不足，使得發炎反應永難落幕。

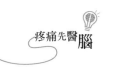

消散失敗有 2 個近因、2 個遠因：發炎、疼痛不會好的真正原因！

近因 1：原料不足

消散時，嗜中性白血球會釋出「**SPM 特異性促消散介質**（specialized pro-resolving mediators）」，最重要的來源就是 DHA, EPA，而現代人的西化飲食則是嚴重匱乏 omega 3 脂肪酸，理想狀態的 omega 6/mega 3 比例為 1：1，現代人身上則是 15-20：1！也就是說，**現代人基本喪失消散能力**。而你知道嗎？只要我們能把這個比例降到 4：1，就能夠減少 70% 心血管疾病的總死亡率，降到 2-3：1 則能壓制著類風濕性關節炎的發炎反應 [2, 3]。

我們去美國學習增生療法的時候，《區域飲食（Zone diet）》作者暨生化博士巴瑞 · 席爾（Barry Sears），在工作坊中提到：根據研究若要使用魚油治療神經痛或慢性疼痛，劑量需要拉到非常高，每天至少 7500 毫克以上 [4]。台灣一般市售的魚油一顆大約 200 毫克，也就是要**吃到 38 顆以上**，顯然是不切實際的，幸好現在有**靜脈魚油**可以使用，對於**慢性發炎、促進消散**，有極大的幫助。根據蘇冠賓教授的研究，也建議純 EPA 或 EPA/DHA 組合比例高於 2（EPA/DHA>2）；推薦劑量為每天 1-2 克之淨 EPA，有治療憂鬱症的效果 [5]。同時值得一提的是，非類固醇消炎止痛藥（NSAIDs）會毒害消散作用（resolution toxic）。

近因 2：次級壞死（secondary necrosis）的惡性循環

單核球不足，等待被吞噬的嗜中性白血球沒有及時被巨噬細胞吃掉，它會把剛剛吃進的毒素又吐出來！包括過氧化氫、溶**酶**體酵素等，這些物質會造成周邊組織的氧化及破壞，稱為「次級壞死」。這些次級壞死

造成的破壞，會繼續吸引更多嗜中性白血球過來，這時我們還有足夠的單核球過來，變成巨噬細胞幫忙吞噬掉這些壞死組織嗎？答案是否定的，但已經形成了一個無止境的惡性循環，這就是為什麼你的發炎一直不會好的真相！對付嗜中性白血球在次級壞死造成氧化傷害，最有效的物質就是**穀胱甘肽、NAC（N- 乙醯半胱氨酸）**，以及各式各樣的抗氧化物。

是否會有慢性發炎？

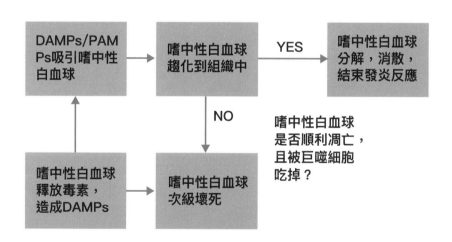

【圖 2-2】 疼痛是否會慢性化？為何會慢性發炎？關鍵在「嗜中性白血球是否順利凋亡，且被巨噬細胞吃掉？」否則會造成惡性循環，使發炎反應愈演愈烈。

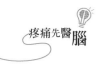

遠因 1：免疫失能

　　假設這位腳踝扭傷的病人，受傷的前一陣子或修復過程中，身體的免疫功能是有問題的，例如有壓力（工作、家庭、親密關係、經濟）、過敏（慢性食物過敏、偏頭痛、蕁麻疹、過敏性鼻炎等）、自體免疫疾病（類風濕性關節炎、紅斑性狼瘡、僵直性脊椎炎、乾燥症、乾癬等）、病原體（鼻竇炎、呼吸道感染、腸胃道感染、泌尿道感染等），身體的免疫反應會劇烈地拉高：高到抑或除掉損傷組織後還是慢性發炎，抑或除不掉損傷而持續發炎 [6]。

　　免疫反應是柿子挑軟的吃，這樣拉高的發炎反應好發在「**已有物理性受傷的地方**」，因為那裡的發炎反應已經被活化，就像已經被點燃的蠟燭，不用重新生火，只要給點燃料，便可持續燃燒。有些患者會感到困惑：因為**先有外傷才有疼痛**，便認定這個關節**再被診斷自體免疫疾病**並不合理，會很執著這個關節的疼痛**就是**外傷引起的；這邏輯貌似正確，但忽略三個致命的盲點，外傷可能只是最後一根稻草：

1. **免疫細胞本來就喜歡攻擊已經有受傷的地方**
2. **你不知道你原先免疫有沒有問題**
3. **你的受傷也可以誘發免疫反應**

遠因 2：淋巴系統無法排除

　　目前最受到關注的就是大腦的**膠淋巴排毒系統**（glympathic system），這是大腦的**微膠細胞**持續發炎，各種毒素**淋巴系統**又排不掉，讓你非常的焦躁、易怒和憂鬱；同時也會產生**中樞敏感化**，讓你對疼痛越來越敏感！這與許多複雜的議題，如肥大細胞活化症候群、腸腦連結、迷走神經、腎上腺疲勞、神經內分泌異常、自律神經失調等有關，這個我們在後面會有更詳細的解釋。

{ 2 } 肥大細胞活化症候群：疲勞、疼痛、暈眩、過敏

肥大細胞在我們的皮膚、呼吸道、腸胃道、大腦（尤其是感覺中樞**丘腦**，與疼痛感知有關），常駐在**血腦障壁**周圍，當看到有病原、過敏原侵入時，它便扮演**守衛者**的角色。

原本以為它只釋放**組織胺**，造成搔癢、過敏、紅疹等症狀，但事實上它也釋放超過千種化學物質，許多跟疼痛相關。例如很多人痛久後會戲稱自己的關節變成氣象台，這叫「氣候病」（meteoropathy），這是因為在肥大細胞的表面上有氣溫、氣壓的感受器，於是當天氣變化的時候，肥大細胞就會釋放出疼痛相關的化學物質，導致疼痛。

很多病人會問我疼痛為什麼要驗**食物過敏**？為什麼要處理**腸道菌叢**、**排黴菌**、**排病毒**？原因就在這裡，**它們跟疼痛是同一通道！**慢性過敏、慢性感染，都會導致肥大細胞一直處於被活化的狀態。

可以理解成：一旦肥大細胞被活化，會持續釋放發炎物質造成疼痛，往後不管遇到氣候變化、過敏原、病原、金屬置入物、藥物、小外傷，疼痛都會被誘發。

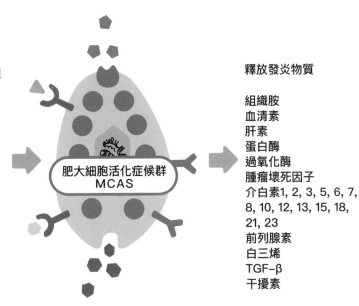

前驅因子：念珠菌、黃麴
毒素、各種細菌病毒等
PAMP 病原體分子模式

誘發因子：急性過敏原
IgE、慢性過敏原IgG、
冷、熱、氣壓變化、藥
物、金屬置入物、組織
胺釋放食物……

DAMP損傷分子模式
外傷、運動傷害、手術，
也是常見誘發因子

肥大細胞活化症候群
MCAS

釋放發炎物質

組織胺
血清素
肝素
蛋白酶
過氧化酶
腫瘤壞死因子
介白素1, 2, 3, 5, 6, 7,
8, 10, 12, 13, 15, 18,
21, 23
前列腺素
白三烯
TGF–β
干擾素

【圖 2-3】肥大細胞**疼痛通道**：病原體、過敏原、天氣變化等，都和受傷一樣會
通過肥大細胞這個與疼痛共享的通道，釋放發炎物質，使疼痛記憶不時被喚醒。
外傷（DAMP）後疼痛通道被開啓，有如大開抵禦病毒的閘門，只要左側的前驅
因子、誘發因子還在，都會讓這個疼痛通道持續暢通，釋放右側的發炎物質。

肥大細胞所釋放的物質及其作用 [7-9]

釋放時間	釋放物質	作用
1-5 分鐘 （顆粒介質）	組織胺	血管擴張、血管新生、疼痛、支氣管收縮 頭痛、低血壓、紅腫、癢、腸胃痙攣、腹瀉、蕁麻疹等
	胰蛋白**酶** （tryptase）	破壞組織、發炎疼痛、活化內皮降低好膽固醇、升高壞膽固醇 破壞腸壁，造成腸漏症
	肝素	血管新生、刺激神經生長因子、腫脹發炎、抑制血管凝結
5-30 分鐘 （脂肪介質）	前列腺素 D2	疼痛、支氣管收縮、潮紅、癢、低血壓、流鼻水、心律不整、骨質密度降低、頭痛、降低注意力及記憶力
	白三烯	血管收縮、疼痛、增加血管通透性、分泌黏液、水腫
數分鐘至數小時	細胞因子和趨化因子	疲勞等全身性症狀、趨化白血球、發炎疼痛、骨質密度降低
	血清素	血管收縮、疼痛、升高血壓及心跳、增加食慾、情緒高張

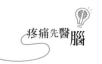

肥大細胞活化症候群：疲勞、疼痛、暈眩、過敏

根據統計，最常見的症狀是**疲勞** 83%、肌肉骨骼**疼痛** 75%、**暈眩** 71%、**偏頭痛** 63%[10]。常見症狀尚有類風濕性關節炎、多發性硬化症、發炎性腸道疾病、各種感染、異位性皮膚炎、食物過敏、蕁麻疹、過敏性鼻炎、氣喘、癌症、動脈硬化、心肌梗塞 [11]。姿勢性頻脈、橡皮人症候群（Ehlers-Danlos syndrome, EDS），症狀也與之重疊 [12]。

在**纖維肌痛症**的病人身上可以觀察到**肥大細胞**在丘腦釋放組織胺及**發炎物質**，產生疼痛；丘腦素有**感覺中樞**支稱，包括痛覺也會傳到丘腦，**丘腦有 90% 的組織胺來自於肥大細胞**，整個大腦也有一半的組織胺由肥大細胞合成 [7,13]。

看完是不是覺得自己也有肥大細胞活化症候群？沒錯，想知道自己有沒有肥大細胞活化症候群非常簡單！在我的整合門診會利用**尿液組織胺檢測**來診斷，久病不癒的疼痛**幾乎沒有人沒有 MCAS**！可以說這個部分不處理，你的痛就永遠不會好！文獻中會提到利用血液中的胰蛋白酶作為診斷標準，但我抽了一陣子發現其敏感度太低，所以現在都測**尿液組織胺**，也不失為絕佳的替代方案 [14]。

肥大細胞活化症候群到底是怎麼被活化的呢？

首先我們要區分清楚**前驅因子（活化的種子、遠因）**和**誘發因子（活化因子、近因）**，兩者是不同的概念。打一個比較形象的比喻：**肥大細胞是一把槍，前驅因子幫槍上膛，誘發因子扣下板機。**

	前驅因子（幫槍上膛）	誘發因子（扣下板機）
意義	使肥大細胞覺醒，啓動免疫反應，促發效應（**priming**）使它從此處於待機狀態，隨時偵測危險訊號 發生在**久遠**以前，甚至可能是小時候；**慢性**	讓症狀夯（giâ）起來的**刺激**，種類千奇百怪 發生在**近期**，每次遇到便活化症狀；**急性**
例子	多和 **PAMP 病原體分子模式**（微生物所引發的發炎反應）有關 包括念珠菌、黃麴毒素、各種細菌病毒，都有可能是最早啓動肥大細胞的根本原因 [15-17]	**外傷（DAMP 損傷分子模式）**、急慢性過敏原、**天氣變化**、酒精、**雌激素**（雌二醇過高會活化肥大細胞，造成子宮內膜異位）、富含或釋放組織胺的食物、隱翅蟲、衣物摩擦、藥物（尤其是 **ACEi 降血壓藥**、抗生素、止痛藥等）、**金屬置入物**、**黴菌毒素**、防腐劑、壓力、紫外線、電磁波等 [10, 18-21]
處理方式	排毒 5R 療程、功能免疫學	避免或移除、排除性飲食、去敏療法（如 SAAT, NAET）、增加耐受性（如低劑量免疫療法）

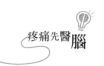

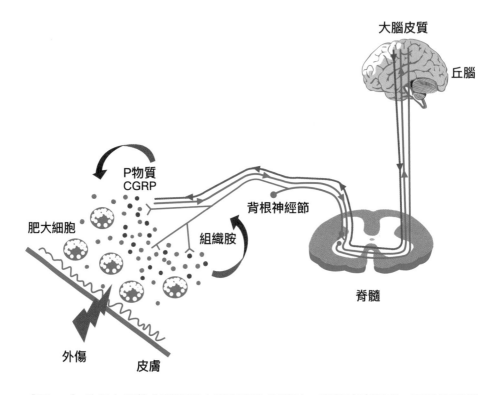

【圖2-4】外傷本身就會刺激肥大細胞釋放組織胺，開啟疼痛通道，回溯傳到背根神經節、脊椎、丘腦、大腦皮質，造成神經發炎和中樞敏感化。誘使神經元分泌 P 物質（疼痛物質）、CGRP（抑鈣素相關基因胜肽，與偏頭痛有關），造成慢性疼痛的惡性循環。

　　請注意**外傷本身**（無論是摔倒、跌坐、扭挫傷、運動傷害、手術）就可以是一個 MCAS 的誘發因子，扣下板機。感覺神經末梢附近滿滿的都是肥大細胞！被活化了之後會分泌組織胺，神經元分泌 P 物質（疼痛物質），回溯傳到背根神經節、脊椎、丘腦、大腦皮質，造成神經發炎和中樞敏感化。所以你還認為外傷只是外傷本身嗎？問題是在那之前，誰將你的肥大細胞上膛？

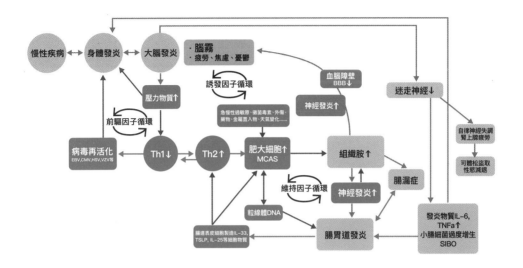

【圖 2-5】失衡的免疫細胞（Th2 多、Th1 少）會造成病毒再活化，喚醒前驅因子循環，讓身體及大腦持續發炎；同時也會活化肥大細胞，釋放組織胺造成神經發炎，加重大腦發炎，產生腦霧、疲勞、焦慮、憂鬱、腸漏症、自律神經失調等症狀。「治標」要找出並且避免誘發因子，「治本」要排除毒素、重建腸道菌叢，靠**排毒 5R 療程**，打破前驅因子和維持因子循環。

　　MCAS 影響深遠。直接導致腸漏症，破壞血腦障壁，導致腦漏症，引發微膠細胞神經發炎，與眾多神經傳導物質有交互作用；腦中過多的組織胺也會造成行為反應的改變，可能跟帕金森症、多發性硬化症、肝腦病變、阻塞性呼吸中止症、長新冠症候群、間質性膀胱炎等有關 [20, 22-24]。

　　總歸一句話：**肥大細胞活化症候群**，可說是慢性疼痛的萬惡淵藪。我這兩本書一再強調，有很多人椎間盤突出看起來超嚴重，但是本人卻一點都不痛；但相反也有人椎間盤突出影像上看起來還好，但是很痛。有研究發現，在這些還是會疼痛的椎間盤裡面肥大細胞含量激增，持續

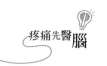

釋放大量的發炎物質，直指**肥大細胞活化症候群才是椎間盤會不會疼痛的關鍵，而非突不突出** [25]。

我自己覺得很有可能，因為的確看到太多核磁共振的影像嚴重度與疼痛度不對等的情況，也有研究發現椎間盤突出或退化其內的菌叢和健康椎間盤的完全不同。可能曾有感染，病原體藉由血液循環慢慢傳到椎間盤，造成慢性低度發炎；**腸道菌叢－椎間盤軸、菌叢－關節軸**都是現正熱門的關節炎理論。

在國外有臭氧療法，將臭氧直接打入椎間盤，有八成的治療成功率，我猜或許是臭氧調節了椎間盤內的菌叢及肥大細胞的免疫狀態，更有專家推測臭氧改變了花生四烯酸的發炎物質分解過程、改善缺氧狀態並增加局部的氧氣利用率、降解髓核中的一些醣胺聚醣鏈、刺激膠原蛋白合成 [26-32]。

｛3｝急慢性過敏原與疼痛同源

在我前一本書《腰痛、膝蓋痛≠要開刀？PRP 增生療法醫師教你重啟超人的修復力》中便有提到一個案例：一位全身到處痛的纖維肌痛症病人，痛苦二十餘年，驗出奇異果、優格過敏，而她為了養生，每天早餐都吃奇異果優格！停吃之後，症狀改善八成。

急慢性過敏原檢測是必做的檢測之一

急慢性過敏原檢測絕對是你人生必做的檢測清單之一！因為你每天都要吃，你值得知道你哪些適合吃，哪些不適合吃。如果在不知情的情況下，常常吃下你的過敏原，不斷誘發慢性免疫反應，是非常可怕的事。曾經我的朋友，因為忘了自己對杏仁過敏，在一次出遊中忘情嗑杏仁，結果整個假期鼻涕流不止，頭痛欲裂。他問：「杏仁不是很健康的食物嗎？」我回答：「是呀！**就（對）你不健康。**」

一個食物健不健康是很個人化的，如果你去查每年台灣人驗出的食物過敏原，前幾名都是奶蛋、蜂蜜、堅果、穀物等看起來無敵健康的食物。你也以為自己吃得很健康，等到某日疾病爆發才怨天尤人，只因**你甚至不知道你一直在誤吃你的過敏原。**

你的過敏原會透過**分子相似性**，跟天曉得你身體的某個組織相似，

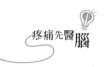

而產生自身抗體去攻擊它，導致**自體免疫疾病**。

《逆轉自體免疫疾病》我認為是所有慢性疾病的人必讀的書；作者潘茉·吉波拉治癒了自己的多發性硬化症，她在訪談中提到對她最有幫助的，就是她發現麩質過敏，停掉麩質之後症狀就好了八成！她提出 FIGHTS 這六個我們必須檢視的項目，我配合這六項列出完整「人生必測清單」：

- **Food 調整飲食**：急慢性食物過敏原
- **Infection 清除感染**：常見病毒之免疫球蛋白量、黴菌毒素檢測
- **Gut health 治癒腸道**：全套有機酸代謝（可看腸道菌叢）
- **Hormone 平衡荷爾蒙**：維生素 D、荷爾蒙檢測、雌激素代謝
- **Toxins 毒素**：重金屬、農藥、環境荷爾蒙
- **Stress 壓力**：皮質醇、甲基化代謝檢測、抗氧化物質

過敏與疼痛有關係嗎？

爾後又遇到一個極為特別的案例，讓我徹底相信**過敏對疼痛的影響**：一位年輕女性，車禍後髖骨受傷，核磁共振也看到髖骨有小骨裂及骨水腫，症狀、影像完全符合，所以我預想這次的治療必定是全壘打！為了取信於病人，我還做了診斷性注射（diagnostic block）在痛點上打了一點麻藥，結果病人的痛立馬消失！病人感到驚訝，我也因為有病史、理學檢查、症狀、影像、診斷性注射的加持，於是在跟病人討論之後決定施打自體**富血小板血漿**（platelet-rich plasma, PRP）。效果想當然爾非常好，病人立馬恢復，回到不痛的狀態。

接著奇怪的事發生了：只維持了兩週！更怪的是，她的症狀比治療前仍然有進步也就算了，她的症狀是完全打回原形，跟沒打過 PRP 之前

的狀態一樣痛。

我感到非常的不可思議，於是幫她做了過敏原的檢測，發現她對**貓毛**重度過敏，而她養了五隻貓！我的推論是，她的肥大細胞被外傷活化，又被貓毛誘發，顯示**外傷和過敏原在她身上是同一通道的**！如前所述，肥大細胞會被過敏原誘發，然後製造疼痛相關發炎物質，所以一直好不了。

奇異果優格可以說不吃就不吃，貓可不能隨便棄養，而且她非常愛貓，有著無法割捨的感情。於是我尋尋覓覓，想要找到一個有效又快速治療過敏的方法。目前在台灣自然醫學界流傳最廣的便是南氏去敏療法（Nambudripad's Allergy Elimination Techniques, NAET），我也曾經了解並且體驗過，雖有其療效但是我個人覺得執行上有點麻煩。於是我詢問我在美國上 Dr. Klinghardt 自律反應測試課程（Autonomic Response Testing, ART）中認識的美國台裔醫師好友 Dr. Dave Ou，他對**索氏去敏療法**（Soliman Auricular Allergy Treatment, SAAT）極為推崇，只要治療一個耳穴就好了。

他原本不能吃麩質，竟然在接受後能吃了！他們曾經做過 40 人的實驗組，發現跟做諾吉爾去敏治療的對照組比較之下，24 週後 SAAT 索氏去敏療法的成功率為 100%[33]！也就是說 40 個人所有人都對原本的過敏原不再有過敏反應。雖然是個小型研究，但是相當鼓舞人心。索羅門醫師也特別注意到**紅肉過敏症候群**（alpha-gal syndrome, AGS），與許多怪病有關，發表成功治療的個案系列報告 [34]。

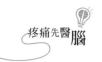
疼痛先醫腦

於是我認真學習這個療法，並且這個方法來治療這位貓毛過敏的病人。同時，我也學習了**低劑量免疫療法**（low-dose immunotherapy, LDI），她的疼痛便穩定改善了。

避開過敏原還是癢到不行？

組織胺不耐症（histamine intolerance）本身也是一個問題。有些人並非對特定食物過敏，而是只要含太多組織胺的東西，因為**二胺氧化酶分解障礙**（DAO degradation disorder）無法及時分解掉腸道中的組織胺，導致血液中組織胺增高，易有癢疹、頭痛、頭暈、心律不整、經痛、胃痛、腸躁症等症狀，又稱作**腸道組織胺過多症**（enteral histaminosis）[35]。

酒精本身是組織胺不耐症最大公敵，其他常見的食物包括奶製品、海鮮、紅肉、煙燻肉品等，如果你發現你通常是吃這些食物會有過敏反應，表示極有可能是組織胺不耐症。請務必搜尋關鍵字：**SIGHI 衛教單張（組織胺排除飲食）**[36]、**SIGHI 食物清單**！這裡把引發症狀的食物分成五大類：富含組織胺的食物、組織胺釋放物、二胺氧化酶抑制物、其他生物胺類、增加腸道通透性的物質[37]。

清單列的清清楚楚，你可以按照清單閃避，作**排除飲食**，加上補充維生素 **B2, 3, 6, C**、**鋅**、**鉬**、**銅**、**甲基化**，來支持組織胺的代謝。同時也建議補充**布拉帝酵母菌**，以增加 **DAO** 的活性[38]。

如果都已經做到這樣，去敏效果還不好，一定要考慮**過敏治療中的惡魔：硫化物**代謝。我第一次知道**硫和過敏高度相關**，是在美國上課時，雷射能量排毒療法（Laser Energetic Detox, LED）的發明人 Dr. Douglas Phillips 課程中提到**硫會阻礙**所有去敏過程，他測試的第一個步驟就是用硫測試是否會造成自律反應測試的變化。爾後我才發現順勢療法中有所謂

的**乾癬癢氣**（psora），其中硫更是扮演重要的角色。

環境透過甲基化來調控 DNA，在甲基化的過程中，有一段是硫化物的轉換（轉硫反應），特別是將亞硫酸鹽轉成硫酸鹽；根據《**大蒜中的惡魔**：食物中的硫如何導致焦慮、潮熱、腸躁症、腦霧、偏頭痛、皮膚等問題（暫譯）》一書 [39]，這裡提出 SIBO 小腸菌叢過度增生及食物過敏一直不會好很重要的原因：**亞硫酸鹽** (sulfite)，它有致癌性、發炎性、高過敏性（與蕁麻疹、氣喘、過敏性休克、腹瀉、癲癇等有關 [40]），並會產生組織胺。

硫酸鹽 (sulfate) 則是有消炎性的好東西，肌腱、韌帶應含有大量的硫酸鹽，缺乏的話將容易斷裂或損傷。**硫酸鹽**會幫助形成 **EZ 水**（有助排除掉**氘**，這個會讓粒線體效能變慢的東西），不足時身體則採用**草酸鹽**做備案 [41, 42]。現代人缺乏硫酸鹽，最大的禍首便是**農藥草甘膦**，阻礙亞硫酸氧化酶 (SuOx)、PAPS 合成酶 (PAPSS)、胱硫醚 β 合成酶 (CBS)。腸道不好的人這裡又存在豬隊友：**硫酸鹽還原細菌**，把硫酸鹽又還原成亞硫酸鹽，造成身體各種破壞；這些細菌包括幽門桿菌、金黃色葡萄球菌、大腸桿菌、空腸彎曲桿菌、孢梭桿菌、克雷伯氏菌等。

於是我們必須盡快將亞硫酸鹽轉化成硫酸鹽，其中最重要的三個營養素便是**維生素 B6、鐵、鉬**。在我的經驗中，去敏治療必需注意**轉硫反應**，最簡單的問題就是：「**你吃大蒜會不會不舒服？**」因為大蒜是生活中硫化物含量最高的食物，有轉硫問題的人通常難以消化大蒜、蛋。

不處理轉硫反應，過敏永遠不會好；反過來說嚴重或難治的過敏問題，通常跟硫化物代謝有密切關係！

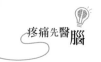

如何測試你的疼痛是否和過敏原有關？

1. 確認「**你的弱連結**」現在肌力是弱的。

2. 利用**索氏去敏療法**的原理，手摸**右耳耳甲**，那是**迷走神經耳枝**的區域，負責過敏反應；摸了之後肌力變強→表示你的疼痛可能跟過敏有關。

3. 如果你想找出你的過敏原：維持右手摸**右耳耳甲**，將你懷疑的過敏原放在肚子上（太陽神經叢），此時「**你的弱連結**」肌力又變弱→這可能是你的過敏原。

4. 找附近的**功能醫學**診所或檢驗所，做**急慢性過敏原檢測**，若只有少數幾樣物質過敏，請做「**排除性飲食**」；若過敏原非常多，暗示是**腸漏症**，請找專業醫師及營養師諮詢如何做完整的**排毒 5R 療程**。

﹛4﹜病毒、細菌也跟疼痛有關？！談「排毒三大神器」

後疫情年代《自然》雜誌便指出不只冠狀病毒，流感病毒、細小病毒 B19、德國麻疹病毒、B, C 型肝炎病毒、甲病毒均可能造成關節炎或肌肉痛，**感染後關節炎**並非新鮮事 [43]。或許你也曾有得流感時，關節或肌肉痠痛的感覺？

主要原因是慢性疼痛會使免疫細胞失衡（例如 **Th2 優勢**），**病毒再活化、肥大細胞活化症候群**都會造成惡性循環，持續釋放發炎物質。

不知道你自己或周遭朋友是否有人經歷過「阿基里斯腱斷裂」？明明沒有什麼劇烈的運動或外傷，卻自發性地斷裂了，嚴重者需要手術治療。香港中文大學曾經做過嚴謹的研究，發現其實**裡面早已有細菌感染**，一直處於慢性發炎的狀態，所以它才會如此脆弱 [44, 45]。僵直性脊椎炎、反應性關節炎，也常常會在足跟、足底筋膜產生疼痛；一直治不好的足底筋膜炎，尤伴有發熱者，也應該考慮巴通氏菌、萊姆病、屈公病 [46-49]。

我的「功能醫學整合門診」中發現很多慢性疼痛的病人身上，都有感染的現象，可能就是一直處於慢性發炎的狀態中，肥大細胞已經被活化了，不斷製造製造疼痛相關發炎物質。

此外，疼痛神經末梢是有許多受器的，研究發現這些受器會被念珠菌、金黃色葡萄球菌、格蘭氏陰性菌、皰疹病毒等「**PAMP 病原體分子模式**」激活，導致**疼痛敏感化** [50]。我在 Podcast〈微生物造成疼痛？細菌、

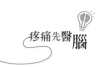
病毒、黴菌、寄生蟲及其毒素，也都可能刺激疼痛／癢神經元〉有詳盡的說明。

病原體會影響到我們的免疫系統，七成的免疫細胞在腸道，**腸道菌叢失衡** (dysbiosis) 會觸發免疫細胞分泌發炎物質，透過**迷走神經**及血液循環到大腦（**腸腦連結**），影響到我們的「**下視丘－腦垂體－腎上腺軸**」，造成**自律神經**及**神經內分泌**的失調 [51]。近年受到重視的**發炎體**（inflammasome）也發現容易被 PAMP 病原體分子模式（黴菌、細菌、寄生蟲、病毒等微生物所引發的發炎反應）、DAMP 損傷分子模式、腸道菌叢失衡、粒線體失能、氧化壓力等因素誘發，啟動自體發炎反應，甚至細胞企圖用自焚的方式（pyroptosis）來燒死細胞內病菌 [52]。

2020 年在小腸菌叢過度增生（簡稱 SIBO, small intestine bacterial overgrowth）大師級課程中，我從 David Musnick, MD 醫師的演講內容中獲得啟發。他說治療 SIBO 的鐵三角是**定頻微電流**、**神經療法**（Neural Therapy）、**功能免疫學**。這本書中三者都會提到。

不過，我認為要去除病毒、細菌這樣的「**PAMP 病原體分子模式**」，還是需要扎扎實實地排毒一番，在我學習自然療法及治療病人的經驗中，我覺得臨床上最好用的「**三大排毒神器**」是：

- **腸漏症的「排毒 5R 療程」**
- **生物磁場配對療法**（BioMagnetic Pair Therapy, BMP）
- **定頻微電流**（Frequency Specific Microcurrent, FSM）

排毒 5R 療程

排毒 5R 療程絕對可以列入你人生必做清單！當然我的版本是針對疼痛的，而傳統所謂的 5R 療程是針對**腸漏症**或 **SIBO 小腸菌叢過度增**

生等各種腸胃道或免疫問題。所有為怪病所苦的人，推薦必看 Netflix《奇病實錄》，第一集便提到這是個**毒物世界**，而慢性疾病就是**你對於身體毒素湯的控制失敗**。我赴美修得自律反應測試的國際認證，其中一個因素便是許碩堯醫師推薦我看這紀錄影集的啟發，內容提到的奇病（如不自主抽動、萊姆病、黴菌感染、電磁波敏感、多重化學物質敏感），都是 Dr. Klinghardt（在片中也有出現）在課程中教導的重點。他認為**毒素是造成所有怪病最重要的因素**。他在阿姆斯特丹一次醫學研討會（同台有 Dr. Joe Burrascano、Dr. Ann Corson 等大師），聽眾中有人問：「自體免疫疾病有可能在沒有病原體的情況下存在嗎？」

講台上的名醫們環顧四周，Dr. Klinghardt 拿起麥克風說：「呃，不可能。」

因此，為自體免疫疾病所苦的人，請務必檢視病原體！ Bill Rawls, MD 醫師在他的暢銷書《細胞健康解決方案：利用科學實證的草本力量充分發揮你的健康潛能（暫譯）》中提到：若非微生物，很難解釋自體免疫疾病。 這與我的經驗相符，在我的病人中只要有自體免疫疾病的，沒人沒有病原體分子模式，甚至有人因捱不過排毒 5R 療程中劇烈的好轉反應而錯失了治癒的機會，十分可惜。曾有研究發現，嬰兒的臍帶血裡就含有超過 287 種毒素 [53]，許多具有致癌性或神經毒性，更何況隨著我們成長，毒素越接觸越多？

5R 療程的第一個步驟便是排毒。活這麼大了，身體或多或少都有毒素的累積或殘留，因此我認為每個人都值得一次好好排毒，你會覺得神清氣爽，宛如新生。

原本你可能只是單純的扭到腳或一般外傷，難保有病原體從中作祟，事情的發展就不一樣了！也有可能是身體潛伏已久的病原體伺機而動，跑出來作怪。這時你的免疫反應又因受傷突然警報作響，以為又有敵軍

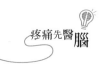
入侵，活化了肥大細胞，加重了局部組織的破壞和「消散失敗」，使得 PAMP 病原體分子模式不斷發酵，產生組織初級壞死 [54]。

王偉全醫師疼痛治療的排毒 5R 療程簡表

療程	建議時機	內容
Remove 排除毒素，吸附殺菌後殘體	第 1-4 週	療程的關鍵，應先做過敏原、病原體、黴菌毒素、農藥、重金屬檢測，確認**毒素來源**。 不要以為這些不常見，六成以上的人有慢性食物過敏原而不自知，據 Dr. Thomas Sult 上課所述資料，約 1/4 的人腸道有寄生蟲感染，且將近一半有相關症狀 [55]！
Replace 取代補充	第 1-12 週	意指取代或補充消化汁液。對我而言這個階段最重要的是補充**酵素**，除了幫助分解過敏原之外，還有破壞**生物膜**（biofilm）的作用 [56]。 支持胃酸（如酸梅、蘋果醋，舒壓最重要）、膽道（如苦汁、蒲公英根、牛磺酸、牛膽鹽）、纖維等。
Reinoculate 重植腸內菌	第 1-12 週	重新建立健康的腸內菌叢，尤其是使用過抗生素 / 類固醇、強效制酸劑的人，特別需要。

Repair 修復腸粘膜， 促進蠕動	第 5-12 週	讓腸壁細胞再度手牽手！可以說是腸漏症治療的收尾階段了。 補充肉湯、高湯、骨湯 (bone broth)、膠原蛋白、吉利丁，椰子油/MCT油、初乳、鋅、omega-3、麩醯胺酸、維生素A, C, D, E、磷脂醯膽鹼 (phosphatidylcholine) 等支持腸粘膜，改善腸道通透性。
Rebalance 重新平衡	一生的 功課	維持期，排毒完了也要補充好的東西進來，並且回歸規律生活、運動、作息、飲食、睡眠，降低壓力。 冥想、瑜伽呼吸、放鬆技巧、健康飲食，迎向未來嶄新美好的人生！

　　如果你想了解更多，請參閱我的部落格〈治癒腸道只吃益生菌沒有用？｜自體免疫疾病 / 腸躁症 / 腸漏症？解決各種奇怪症狀的鑰匙：腸道的「5R 療程」！〉。

　　很多人以為腸胃道不好，吃**益生菌**就好了，其實裡面眉角很多，SIBO 專家歐瀚文醫師說：太早吃益生菌，會造成**腸道發酵作用**提早發生，有時候反而會造成反效果！以我的治療經驗，遵從**排毒 5R 療程**效果好很多，特別是你早就吃過益生菌而無感，或曾長期服用抗生素、類固醇、消炎藥、免疫抑制劑、強效制酸劑。

　　而 SIBO 的盛行率遠比你想像的高：慢性疲勞症候群的人 81% 都有，**纖維肌痛症 93%**、甲狀腺低下 54%、肥胖 70%、帕金森氏症 54%[57]。

　　在臨床上測出來這些病原體，常常病人第一個問題就是：「那我要不要吃**抗生素**？」

　　我們知道抗生素會有抗藥性的問題以及相對嚴重的副作用，並且會

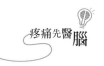

大幅度地殺光腸道所有的菌，請記得我們的**目標是治癒腸道菌叢失衡**，因此**使用西藥的抗生素似乎本末倒置**，可能導致另一種失衡。所以我會保留在有嚴重**急性感染症狀**的時候才使用西藥抗生素。

　　植物制衡微生物上億萬年了！在此推薦抗菌植物或稱**抗微生物草藥**，比較不會有抗藥性、副作用、破壞菌叢，還有許多植化素、多酚、類黃酮等，從中獲取植物的生命力和抗氧化力，甚至在部分研究中還發現效果不比西藥抗生素差[58]。（謹記**菲佛定律**：每一種對患者有益的藥物，都有一種天然物質可以達到同樣的效果。）

常見的病原體及其對應的抗微生物草藥

PAMP 病原體分子模式	抗微生物草藥
小腸菌叢過度增生（SIBO）	常得淨膠囊 (Candibactin-AR®) 等效果，可比西藥抗生素 rifaximin [58]、Biocidin® [59]
綠膿桿菌、假單胞菌	大蒜素、檞皮素 [60, 61]，此為椎間盤突出最常見菌種 [26]，且容易形成生物膜
胃幽門桿菌	薑黃、維生素 C、大蒜、花椰菜芽、七葉樹、蜂膠、岩玫瑰、綠茶、DHA[62-64]
EB 病毒（Epstein-Barr virus, EBV）	薑黃、西番蓮、卡瓦醉椒、黑升麻、紫錐花、銀杏、金印草、纈草、鋸棕櫚、聖約翰草 [65] 靜脈注射高劑量維生素 C（7.5-50 克）、硒（200 微克）、穀胱甘肽、NAC、檞皮素、白藜蘆醇 [66-71]

單純**疱疹病毒** (HSVs)、巨細胞病毒 (CMV)	檸檬香蜂草、鼠尾草、薄荷、迷迭香、百里香、牛至、羅勒、石榴果皮、天竺葵、山楂、茶樹油、蜂膠、聖約翰草 [72]、日本水楊梅、丁香、訶子、羅氏鹽膚木 [73]
水痘帶狀**疱疹病毒** (VZV)	黃耆、白楊、顛茄、西番蓮、香蜂草、聖約翰草、刺五加、薰衣草、光果甘草、瓶子草 [74, 75]
孢梭桿菌 (Clostridium spp.)	百里酚、香葉醇，椰子油、石榴、歐白芷、黑籽油、沒藥 [76]
梨形鞭毛蟲	青蒿、藥鼠李、甲殼素 [77, 78]
巴通氏菌、萊姆病	**黑胡桃、虎杖、黃芩、紅血白葉藤**、魚腥草、青蒿、貓爪藤、岩玫瑰、穿心蓮、葡萄籽、單月桂酸、甜菊、膠體銀 [59, 79, 80]
黴漿菌	特級初榨橄欖油 (extra virgin olive oil, EVOO)[81]、佛手柑精油 [82]
弓形蟲	青蒿、黃耆、黃芩、銀杏 [83] 薑、薑黃、沒藥、東革阿里、苦參 [84]
反轉錄病毒 （HERVs, HTLV-I, MMTV）	與漸凍人、思覺失調症等難治性神經疾患有關 [85]。花椰菜芽、褐藻醣膠 [86, 87]、維生素 B5、高劑量硒、甘草酸、橄欖葉等

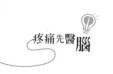

Dr. Ruscio 課程中將益生菌分成三大類，就像健康平衡的三大支柱，必須**三管齊下**才能達到最高的效果 [88]。很可惜的是，這三種類別的菌種，台灣幾乎如出一轍只使用第一類，**第二三類的益生菌產品在台灣非常罕見**。益生菌能改善**腸胃道疾病**（腸躁症、腸漏症、發炎性腸道疾病、幽門桿菌、SIBO）很直覺可以聯想到，但是其實也有很多高品質的醫學證據發現能夠**改善情緒**、重建腸道菌叢的平衡；另外他們對於認知功能、睡眠、女性荷爾蒙、自體免疫（第一型糖尿病、類風濕性關節炎、多發性硬化症、甲狀腺等）、過敏、血壓、血糖、膽固醇、腦霧、失智症、纖維肌痛症，也都有幫助。

類別	菌種	臨床應用
第一類	乳酸桿菌和雙歧桿菌為主的混合物	降低焦慮，改善發炎性腸道疾病、腹瀉、陰道感染、泌尿道感染、蛀牙、糖尿病、癌症、乳糖不耐症、憂鬱、SIBO
第二類	布拉帝酵母菌（S. boulardii）：UltraFlora® Spectrum 裡面有（台灣限定唯有受過功能醫學專業訓練的醫療機構方能使用）	腸躁症、克隆氏症、艱難梭菌感染、念珠菌感染（破壞生物膜）、寄生蟲感染、清除胃幽門桿菌、增加 DAO 代謝組織胺活性
第三類	使用各種芽孢桿菌的土壤益生菌，如 MegaSporeBiotic™	腸躁症、急性腹瀉、腸漏症、發炎、抗生素的副作用、呼吸道感染、運動後肌肉痠痛、協助殺菌

生物磁場配對療法

生物磁場配對療法（BioMagnetic Pair Therapy, BMP）是墨西哥醫師 Isaac Goiz Durán, MD 在 1988 年開始推廣的**磁場療法**，目的在於**快速排毒**，尤其是病原體的毒素。最早這個療法是由 80 年代美國 NASA 首席醫官 Richard Broeringmeyer 發現太空人身體因磁場變化而產生暫時性長短腳，進而發現各種病原體（包括病毒、黴菌、細菌、寄生蟲）會造成正負**離子極化**到各器官，也會產生長短腳。此療法藉由超過 1000 高斯的強力磁鐵一正極一負極的配對，可以平衡回來！他覺得這是個重大的發現，但被美國當局禁止，於是他帶著他的發現到墨西哥市與當地醫師交流，如今全世界已經有超過三萬位醫者在做這樣的治療，非常盛行，奠定了全世界磁場治療的基礎，**遠比一般的磁療更具療效**，因為它精準且標準化，整本教科書告訴你不同的毒素造成的**極化反應**在哪些器官；可惜在亞洲鮮為人知，我也是美國台裔醫師 Dr. Dave Ou 推薦才知道這課程。

一查在最大醫學搜尋引擎 PubMed 發現，他們竟然發表過先導性研究，在肯亞當地讓 13 位傷寒患者快速減輕症狀，且其中有 10 位檢測陽轉陰 [89] ！

我本來也對這個治療方式感到好奇且抱持懷疑的態度，直到我遇到一位病患，強力磁鐵拿起來後竟然皮膚紅紅一片且發燙，加上出現嚴重的排毒反應，我才相信這個療法是有其效果的。文獻上，磁療在**纖維肌痛症**上也有不錯的療效 [90, 91]，我甚至有病人頭暈、噁心、心悸、疼痛、肝斑、私密處分泌物等症狀，在生物磁場配對療法後迅速改善。自此變成我的「**三大排毒神器**」之一，在我的整合門診常規性地使用。

日本則是在 1959 年成立「日本磁氣醫學會」，中川恭一醫師做了非常多相關的研究，是乎日本衍生這麼多磁療產品！他提出了**磁場缺乏**

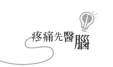

症候群（磁気欠乏症候群），主要症狀除了廣告中講到的肩頸硬梆梆、不明原因腰痛之外，還有胸悶、疲倦、失眠、頭痛、便秘等 92。

如何利用磁場療法除痛？（民眾極簡易版生物磁場配對療法）

　　1. 購買**磁力貼**（加強型 1300 高斯即可，其貼片**預設為正極**）。

　　2. 確認「**你的弱連結**」現在肌力是弱的。

　　3. 左手摸**肝臟**位置或與你疼痛**同側的腎臟**，看摸了之後是否肌力變強→你適合**生物磁場配對療法**。

　　4. 將一片磁力貼貼在前一步驟測出的**肝臟**或**同側的腎臟**。

　　5. 另一片磁力貼**反貼**（做成**負極**貼片）貼在痛點。疼痛會隨著時間慢慢減輕。

　　FSM 定頻微電流在我的疼痛治療中已經扮演不可或缺的角色。我曾邀請講師 Carolyn McMakin, DC 三度來台授課，發現對於各種疑難雜症、術後恢復、排毒、纖維肌痛症，都有很好的效果。它藉由 A, B 兩個微電流頻道，B 頻道可以選擇特定頻率，要與身體哪個器官組織共振，A 頻道可以選擇要什麼樣的效果，例如消炎、去沾黏、排除某種毒素等。因此對於各種神經系統疾病、自律神經失調、內臟疾病、慢性疼痛、關節健康、肝腎排毒，都有助益。

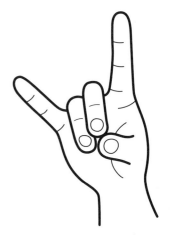

如何測試你的疼痛是否和毒素有關？

　　我們可以利用《手印療法》一書所提的消化手印（Apana Mudra，我稱為**排毒手印**），這是瑜伽及阿育吠陀醫學中非常重要

的手印，與排毒有關。手印專家 Cain Carroll 則認為，將這個**排毒手印**放在太陽神經叢，每天 5-45 分鐘，可以幫助排毒、減少便秘、淨化皮膚，對於膀胱及子宮特別有幫助 [93]。

　　1. 確認「**你的弱連結**」現在肌力是弱的。

　　2. 將**排毒手印**放在太陽神經叢之後肌力變強→暗示你的疼痛可能跟**毒素**有關。

　　3. 依序唸出食物、感染、重金屬、農藥等，或用順勢能量瓶（nosodes），看何者讓「**你的弱連結**」又變弱→這就是你的毒素。

　　4. 來點實錘吧！做急慢性過敏原、病原體分子檢測、全套有機酸代謝、黴菌毒素檢測、農藥檢測、重金屬檢測等，找出你的毒素來源吧！

　　5. 找功能醫學專家，協助你完成**排毒 5R 療程**。

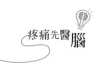

{5} 黴菌毒素全面入侵：
疼痛、疲勞、鼻竇、抖動

　　黴菌毒素從病原體中特別提出來的原因是牠極為難纏，排毒時要同時處理**毒素、生物膜**，給予**結合劑、心理支持**，才有辦法痊癒。

　　世界公認的黴菌學術大師 Neil Nathan, MD 在 2021 年 4 月和《致命黴菌毒素》作者 Jill Crista, ND 史無前例的開了一堂「黴菌毒素及其併發症的全面回顧」的課程， Nathan 醫師即將退休，故將畢生的研究及治療心得傾囊相授，我有幸報到這堂課程。

　　黴菌毒素對人體的影響深遠：免疫毒性、神經毒性、腦毒性、消化道毒性、皮膚毒素、腎毒性、肝毒性、基因毒性、致畸性、致癌性。黴菌毒素具親脂性，會誘導腸上皮細胞凋亡，刺激膀胱壁，影響肝臟酵素及硫化物代謝，耗盡**穀胱甘肽**這個抗氧化物質，造成粒線體損傷 [94-96]。

　　首先要釐清的是，主流西醫只承認「**黴菌孢子病**」，也就是充滿活性的黴菌孢子造成過敏或感染的症狀，通常是免疫力低下的病人才會得到的疾病。功能醫學或自然醫學已經開始注意到黴菌毒素的問題，也就是黴菌分泌出來的毒素，目前主流醫學並不認為這個是急切需要治療的疾病，所以你拿著這個問題或檢測報告去大醫院求診，很可能被嗤之以鼻。但請注意你現在找的是**亞臨床**症狀，如同池谷敏郎醫師在《腰痛難民》一書所說：「大醫院的醫師會希望把有限的時間用在重症、緊急性高的患者上，因此**對於檢查沒有特殊異常但卻不舒服的患者，通常會敬而遠之**，這並非大醫院的醫師太冷漠，而是他們的角色不同。」

　　而這樣的**亞臨床**症狀，是**功能醫學**的強項，目前的確已有許多研究發現黴菌毒素會造成身體的危害，例如黴菌過敏引發的**慢性發炎反應症候群**（chronic inflammatory response syndrome, CIRS），或許就是造成你久病看遍群醫都找不到原因的根因，尤其在台灣這樣潮濕悶熱的天氣，容易發霉的食物或家具、水害建築物、壁癌、地下室的霉味，都是你可能已經充滿毒素的徵兆。請務必做**黴菌毒素尿液檢測**確認目前的狀態！

黴菌毒素的症狀

（整理自 Nathan 醫師 2021 年課程，其他可詳見《致命黴菌毒素》書開頭的**黴菌毒素問卷**。）

肌肉骨骼系統	肌肉痛、抽筋、關節痛、肌腱炎、晨僵
呼吸系統	鼻竇炎 [97]、鼻涕倒流、花粉熱、鼻息肉、氣喘、咳嗽、胸悶痛
消化系統	食物過敏、噁心嘔吐、腸躁症、腹瀉、便秘、潰瘍、便血
免疫系統	纖維肌痛症、萊姆病、經常感冒、不癒合感染、延遲癒合、癌症、肥大細胞活化症候群、活化潛在病原體、迷走神經失能
神經系統	慢性疲勞症候群 [98]、腦霧、不典型的巴金森或癲癇、多發性硬化症、焦慮、憂鬱、偏頭痛、頭暈/眩暈、耳鳴、不協調、自主神經失調、失眠、神經病、失智症、電流感、內在震顫、自閉症、神經退化性疾病
皮膚系統	紅疹、光敏感、灼熱/瘙癢、脫屑

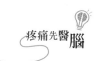

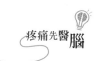

心血管系統	小血管炎、血管張力減退、動靜脈畸形、貧血、出血
排毒系統	多重化學物質敏感性、淋巴水腫、肝功能異常
泌尿系統	頻尿、尿失禁、間質性膀胱炎、血尿、腎功能異常、ADH 阻抗
內分泌系統	月經週期變化、經痛、勃起功能障礙、男性／女性不孕

難纏的黴菌毒素的**治療關鍵**有三：排毒物質、生物膜、結合劑。

最推薦的排毒物質即是**穀胱甘肽**，可以用靜脈注射或是口服、鼻吸入的方式。本身亦可排除重金屬、環境毒素、空氣污染，抑制病毒複製，對**腦霧**、肺功能、帕金森症、失智症也有幫助 [99-103]。

此外，**生物膜**的治療不可或缺！生物膜的意思是，當你試圖消滅病原體時他們會圍起城牆，形成一層膜來頑強抵抗！一旦形成對抗生素難以滲入，甚至有研究顯示有生物膜的鼻竇炎，即使開刀也好不了 [104]。Jill Crista 認為治療鼻竇是黴菌治療的重點，並推薦大家自製精油鼻噴劑，不妨參考她的 YouTube 影片。在醫師指導下，使用次氯酸水洗鼻器或臭氧灌鼻，也是不錯的方法 [105]。

除了慢性鼻竇炎，所有的慢性感染、慢性泌尿道感染、骨髓炎、有置入物（人工關節、人工瓣膜、尿管等）、心內膜炎、中耳炎、腎結石、牙周病等，都特別容易形成生物膜。

可以使用 NAC[106] 或乳鐵蛋白／木糖醇 [107]、Biocidin®[108]、蛋白酶、鋸齒酵素、蚓激酶、葡萄柚籽萃取物、岩玫瑰茶（Cistus tea）等物質，破解生物膜。最新的研究發現**五十肩**也和細菌感染造成的慢性低度發炎、

菌血症有關 [109]。

排除黴菌毒素還有另一大難關，就是它們容易被吸收回來，或在排除時對身體產生**排毒反應 (Herxheimer reaction)**，這就是為什麼需要**結合劑**。結合劑能把毒素包起來、排出去，減輕排毒反應，排毒時也請務必保持排便順暢。根據 Neil Nathan 醫師的研究，不同黴菌毒素適合不同的結合劑。

不同黴菌毒素所需結合劑與排毒成分

黴菌毒素	所需結合劑	排毒所需食物、補充品
黃麴毒素（Aflatoxins）	活性碳、皂土、綠球藻、乳酸桿菌等益生菌 [110]	肝臟第一階段解毒十字花科、薑黃、綠茶白藜蘆醇、槲皮素
赭曲黴毒素 A（Ochratoxin A, OTA）	可利舒散、活性碳	葡萄糖醛酸化、氨基酸、**穀胱甘肽**解毒**輔酶 Q10 加褪黑激素** [111]火雞、南瓜籽、莓果牛磺酸、甘胺酸、麩醯胺酸、精氨酸
膠黴毒素（Gliotoxin, GT）	NAC、布拉酵母菌、皂土	
玉米赤黴酮（Zearalanone, ZEA）、恩鐮孢菌素 B1（Enniatin B1）	布拉酵母菌、皂土、鼠李糖乳酸桿菌	葡萄糖醛酸化解毒、腸膽循環小龍蝦、朝鮮薊、苦汁、膽鹽、藻紅素

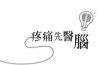

{6} 諸神黃昏「大腦神經發炎」

　　做個小總結吧！無論是「**DAMP 損傷分子模式**」或「**PAMP 病原體分子模式**」均會活化肥大細胞，造成連鎖反應，患處持續低度發炎疼痛，你的身體根本分不清楚是誰造成！務必要找出來源，並移除。肥大細胞一方面釋放發炎物質造成持續疼痛，一方面影響到免疫系統，造成**腸道菌叢失衡** (dysbiosis) 會觸發更多發炎物質，透過**腸腦連結**，傳到我們的「**下視丘－腦垂體－腎上腺軸**」，造成**自律神經**及**神經內分泌**的失調，疼痛慢性化且**中樞敏感化**，這就是「**大腦神經發炎（neuroinflammation）**」，一般指**微膠細胞**被活化，這樣的**低度慢性發炎反應**不見得會反映在一般的抽血檢查上。

　　這就是我所謂的諸神黃昏，到了這一步，**膠淋巴排毒系統**（glymphatic system）又無法消散，則大腦毒素越累積越多，自律神經越來越混亂，疼痛越來越敏感化，整個人痛到焦躁不安，像是瘋了一樣。

腦腸連結的四大路徑

　　腸腦連結根據功能免疫學大師 Samuel Yanuck, DC 的說法，有四大路徑，每個人傾向使用的路徑不一樣：

　　1. 肥大細胞活化症候群（mast cell activation syndrome, MCAS）

2. 迷走神經
3. 交感神經系統被活化
4. T 細胞極化／自噬

　　我們一直在談大腦**微膠細胞**，它到底是幹嘛的？它本身是常駐在中樞神經系統的特化的巨噬細胞，根據研究**微膠細胞**有三種維持恆定的作用：**偵測、清掃、神經保護**，就像大腦的管家一樣，能清除微生物、死細胞、多餘的突觸等可能危害中樞神經系統的微粒及蛋白質 [121, 122]。當我們的中樞神經系統在感染或外傷的情況下，它會偵測到這些訊號，所以分泌出這麼多發炎物質也是為了清掃毒素、保護大腦，對於維持恆定性、神經元修復、整體達到健康，扮演關鍵的免疫角色。它是「腸腦連結」中免疫系統和神經系統之間的橋樑，甚至有人提出「**腸－肥大細胞－腦軸**」的概念，說明其失衡（即**肥大細胞活化症候群**）會導致**大腦神經發炎、疼痛永久化** [123]。

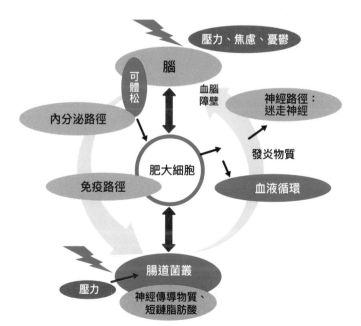

【圖 2-6】腸－肥大細胞－腦軸：腸道菌叢透過血液循環、神經路徑（迷走神經），傳到腦；腦再透過內分泌路徑、免疫路徑，傳到腸道。肥大細胞居中調節，也是快速通道；其活化（MCAS）會導致大腦神經發炎、疼痛永久化。

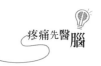

路徑一：肥大細胞活化症候群 MCAS 治療對策

找出過敏原	必做檢測：神經傳導物質（內含**尿液組織胺**）檢測、急慢性過敏原檢測、病原體檢測、黴菌毒素 可搭配：全套有機酸代謝、甲基化代謝檢測、胰蛋白酶含量
飲食控制	過敏原排除性飲食、組織胺排除飲食（請參考 **SIGHI 食物相容性表** [37]）、低碳飲食、荷爾蒙重設飲食等
去敏、避免誘發因子	**SAAT 索氏去敏療法、LDI 低劑量免疫療法** 避免**誘發因子**：若過敏原為塵蟎、灰塵、蟑螂屑、花粉、貓狗的毛，請務必使用空氣清淨機並勤加打掃、清洗床單被套⋯⋯。 若為食物，請務必採**排除性飲食**至少三至六個月。
移除前驅因子	**排毒 5R 療程**：找出當初讓肥大細胞上膛的種子，即其 **PAMP 病原體分子模式**，開始排毒，建議使用**抗微生物草藥**、結合劑、破解生物膜。
抗組織胺	喘敏糖漿（ketotifen，同時具有修復腸道、鈍化嗜伊性白血球作用）、希普利敏（cyproheptadine，同時具有抗血清素作用）等 [112]。 注：我選用糖漿是因為可以搭配**低劑量免疫療法**，口服藥物可視情況使用。
植化素、營養素	支持**組織胺代謝**：**維生素 C**、維生素 B2, B3, B6、**鉬**，支持**甲基化 類黃酮：尤槲皮素（洋蔥萃取物）**、紫蘇籽、木犀草素、蘆丁 調節 NF-κB 等免疫路徑：**褪黑激素** [113] 調節 IL-1β, IL-6, TNF-α 等免疫敏感性（例如對天氣敏感）：濟生腎氣丸、GLA 琉璃苣油、omega 3 魚油、精胺酸、NAC、牛磺酸、側柏、啤酒花、接骨木、紫錐草、蒲公英、鼠尾草、鋸棕櫚等 [114-120]

有些人會很納悶：

「為什麼受同樣的傷，別人都沒事，我卻這麼痛？」

「這樣程度的傷，我以前沒事，為什麼現在卻有事？」

「醫生都說影像看起來沒怎樣，我卻痛得要死？」

「為什麼我會**多重化學物質敏感**，甚至連**電磁波**都變得敏感？官方不是說電磁波無害嗎？」

「為什麼我會**纖維肌痛症**？憂鬱、腸躁？」

「為什麼我會**慢性疲勞症候群**？免疫力變差，整個中樞敏感化。」

「感染新冠肺炎或打疫苗，別人沒事，為什麼我卻一堆副作用？」

「為什麼我會**腦霧**？為什麼我會**長新冠**症候群呢？」

我這幾年執業的經驗，一再告訴我同一個結論：**你有「肥大細胞活化症候群」！**

史丹佛大學研究發現新冠病毒也會在腸胃道窩藏長達七個月 [124]，在這疫情後的時代，我認為根據所驗出的**病毒再活化**做**排毒 5R 療程**，已經是這個時代的必須了。

路徑二：迷走神經

迷走神經是腸道與腦溝通的重要連結，也是最重要的副交感神經，負責休息與修復。它會造成的連鎖反應如下：**腸道菌叢失衡**→腸道上皮細胞製造 NF-κB →全身 NF-κB 升高→中樞神經 NF-κB 升高→前額葉皮層神經元放電減少→**迷走神經**運動輸出減少→迷走神經運動輸出對腸道的抗炎作用喪失→腸道發炎性細胞因子增加。

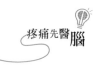

路徑三:大腦神經發炎

大腦神經發炎,NF-κB 會使下視丘分泌**促腎上腺皮質素釋放激素**(CRH),**交感神經系統被活化**,讓身體發炎,讓人變得憂鬱,讓腎上腺分泌可體松,讓巨噬細胞製造 NF-κB,形成惡性循環 [125]。

路徑四:T 細胞極化 / 自噬

腸道上皮細胞及腎上腺製造可體松,讓我們的免疫系統失調成為「**Th2 優勢**」,這就是第四條路徑:**T 細胞極化 / 自噬**,免疫混亂,並且開始**自噬粒線體**(mitophagy),這是最慘的情況了。你的大腦無法自行修復, 並且疲勞沒有能量,迷走神經運動輸出失能,連跟親友社交連結都有困難。

｛7｝善用大腦的下水道：膠淋巴排毒系統 （glymphatic system）

　　我們一直提到大腦神經發炎，意即微膠細胞（Microglia）處於「M1 發炎狀態」，它和淋巴系統結合在一起排毒，稱為膠淋巴排毒系統。要 解除慢性疼痛的中樞敏感化，我們必須讓微膠細胞轉移到「M2 抗炎狀 態」。這就是之前一起提到的消散，除了給予物質性的消散，也要支持 物理性的消散，也就是「大腦的下水道」膠淋巴回流要順暢 [126]。

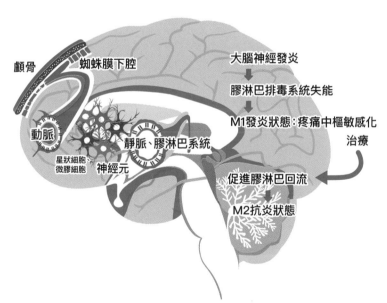

【圖 2-7】大腦神經發炎：星狀細胞、微膠細胞的毒素，需要膠淋巴系統排除， 治療後回流順暢才有辦法從「M1 發炎狀態」，變成「M2 抗炎狀態」。

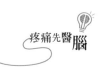
大腦神經發炎治療策略（參考自 Dr. Klinghardt 課程及文獻 127-129）

離開 「**M1 發炎狀態**」	降低**促發效應**：排毒 5R 療程（找出過敏原、病原體等毒素）、良好的睡眠衛生、安撫過往經驗（杏仁核）、減少壓力、吃得好、規律運動 活化迷走神經：經顱微電流（CES）[130]、定頻微電流 避免雌激素樣內分泌干擾物 (EEDC)、雙酚、草甘膦、咖啡因、可可鹼、酒精、乳製品、穀片、醬汁、加工肉類、垃圾食品、糖果
	物理性（發炎部位治療）：物理治療、增生療法、PRP 注射等
邁向 「**M2 抗炎狀態**」	物質性（支持**消散**）：EPA, DHA 或高劑量靜脈魚油、**SPM 特異性促消散介質**等
	物理性（促進**膠淋巴回流**）：矯正咬合、**顱薦椎療法**、神經療法或磁場療法治療**扁桃腺**、蜂毒乳膏、洗鼻、深慢呼吸運動 **大腦排毒精油按摩**：建議**加胡荽葉 (cilantro)**，有排毒、止痛、保護神經等效果 [131] 睡好覺：睡時膠淋巴系統的間質空間比清醒時大一倍 補充維生素 A（β 胡蘿蔔素）、奶薊、牛蒡、蒲公英、綠球藻、大蒜、EVOO、魔鬼爪、聖潔莓

{**8**} 荊棘之冠治療腦霧有奇效：
肌痛性腦脊髓炎／慢性疲勞症候群

　　前面提到最慘的情況：**自噬粒線體**，主要於巴金森氏症、阿茲海默症、漸凍人、肝病及老化有關 [132]。每次看到病人有嚴重的粒線體失能，我都會倒吸一口氣。

　　粒線體是「人體的能量工廠」，幫人體行光合作用，與**神經痛、發炎疼痛**有關。它製造 ATP：產生能量、神經傳遞、活化免疫，我們每日消耗的 ATP ＝ 體重。卻極容易遭受**自由基傷害**，導致 pain, brain, drain（**疼痛、腦霧、疲累**）。

　　受到損傷後，它會從細胞層次改變神經，產生神經毒性、凋亡和慢性發炎；這種**神經痛對止痛藥無效**！

　　我要強調的是，如果有粒線體相關症狀，最重要的就是做評估，如功能醫學中的**全套有機酸代謝**、**細胞營養代謝**，因為粒線體在身體是非常複雜的，評估後才知道它卡在哪個步驟，才能對症下藥。

　　粒線體特別容易受到**重金屬**、**病毒**等自由基的攻擊，所以相關的檢測有可能會需要，然後又來了：排毒 5R 療程！基本上嚴重到粒線體失能，本章節所提到所有的事情都要列入考慮，治療也可能是極為漫長的過程。

　　如果你已經做了**排毒 5R 療程**，想給粒線體更多的支持，可以參考以下三點：

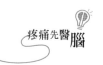

1. 粒線體上面有許多**光受器**，能夠吸收**靜脈雷射**療法的紅光／藍光，減少氧化壓力、發炎、細胞凋亡。臺北榮總的研究發現，靜脈雷射可以顯著改善**纖維肌痛症**患者的疼痛、憂鬱症狀、睡眠、功能 [133]。臨床上，我更喜歡結合光動力療法（PhotoDynamic Therapy, PDT），結合維生素 B_2、聖約翰草、薑黃等**光敏感劑**（photosensitizer），來優化靜脈雷射的療效。

2. 如果你有吃**降血脂藥**（如立普妥、冠脂妥），幾乎無可避免會傷害粒線體功能，請務必每天補充 300-400 毫克**輔酶 Q10**，三個月後疼痛改善 24-56%，疲勞改善 22-47%，睡醒疲勞感改善 56%，壓痛改善 44%。還能增加穀胱甘肽、SOD 超氧化物歧化酶，改善粒線體功能、降低發炎 [134-137]。

3. 此外，輔酶 Q10 和**褪黑激素**有很好的加乘作用，褪黑激素是**針對粒線體的抗氧化劑**，請務必同時補充。亦可配合上**維生素 E、硒**更是滋補你的檸檬酸循環 [138]！當然這裡還涉及非常多的營養素：左旋肉鹼、維生素 C、維生素 B 群、牛磺酸、精胺酸、硫辛酸等，職責各不相同，配合上無麩質飲食、生酮飲食、熱量限制、運動也有幫助，需專業評估後決定如何補充。

疲勞一直是自然醫學治療的強項，在功能醫學主要會聯想到**腎上腺疲勞／荷爾蒙**（第四章會談到）及**粒線體失能**，可作相關檢測。

很多人看到**慢性疲勞症候群**，就覺得講的是自己，但其實這疾病在講的是超過六個月以上都處於重感冒的那種疲憊感，並已伴隨神經病理發炎，所以又稱**肌痛性腦脊髓炎**（myalgic encephalomyelitis/ chronic fatigue syndrome, ME/CFS）。症狀上分 5 大類：

1. **神經性**：肌肉疼痛、關節痛、肌肉無力、疼痛敏感、頭痛、嗜睡、睡不飽、睡眠障礙

　　2. **認知性**：記憶力減退、注意力不集中、腦霧、聲光敏感

　　3. **神經內分泌性**：體溫調節異常、厭食

　　4. **自律神經性**：姿態性低血壓、心肺功能或腸胃泌尿功能異常

　　5. **免疫性**：發燒冷顫、易感冒、喉嚨痛、淋巴結腫痛、多重物質敏感 [132]

　　請注意神經性症狀許多與疼痛相關，所以在整合門診中也常有醫師轉介病人過來，或原先診斷**纖維肌痛症**，最後發現是這個疾病。症狀上主要的差別是**肌痛性腦脊髓炎／慢性疲勞症候群**有較多的血流動力學不穩定（血壓不穩、心律不整、QT 區間縮短等） [139]，除了**粒線體**之外，我也一定會檢測**病毒**，並作針對檢測出的病原體的排毒 **5R 療程**。

　　腦霧是**慢性疲勞症候群或纖維肌痛症、長新冠症候群**常見的症狀。

　　我自從車禍受傷後，腦霧就很嚴重，Dr. Dietrich Klinghardt 有一套治療腦霧流程。其中最有名的就是**荊棘之冠**（crown of thorns, COT，屬於**神經療法**的一種），我極力向全台醫師強力推薦這個療法，因為簡單又安全，對治療腦霧有奇效。我 2018 年在西雅圖給他施打後，當場就覺得眼睛一亮，輕飄飄的，困擾 18 年的腦霧好了九成！剩下的那一成，便要靠腸腦連結的治療來完成。

　　荊棘之冠對部分慢性頭痛、「頭要爆炸」的感覺（德文叫 Knallkopf）也很有幫助 [141]；根據蔡昆守醫師等人編譯的《神經療法教科書及圖解》一書，其適應症尚有腦損傷、創傷後頭痛、中風後症狀、腦循環障礙、眩暈、耳鳴、注意力不集中、腦膜炎後和腦炎後症狀等。此外，如果「你的代償者」是腦部的話，亦可利用荊棘之冠來消除腦部干擾場造成的動作控制異常。

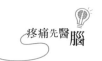

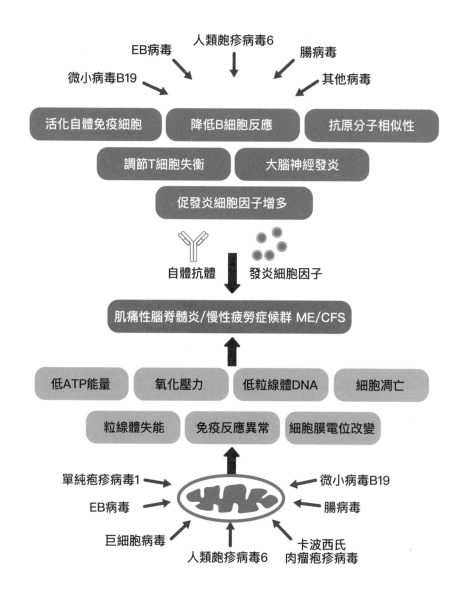

【圖 2-8】肌痛性腦脊髓炎／慢性疲勞症候群可能致病機轉：病毒攻擊免疫系統及粒線體，造成自體免疫反應及大腦神經發炎、氧化壓力、無法製造能量 [140]。

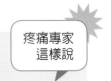

疼痛專家
這樣說

神經發炎與慢性疼痛

文／康峻宏醫師　臺北醫學大學附設醫院復健科主任

　　發炎是許多病患聞之色變的一個身體現象，許多疼痛或疾病也與發炎反應有很大的關係。但發炎事實上是人體的一個必要的生理反應，對於抵抗微生物入侵、清除異物及老化損害的組織、甚至修補體內的結構。發炎都是不可或缺的一環。神經系統作為人體最重要的結構，也可能產生發炎。大腦作為人體最重要的結構，擁有眾多的相互連結的神經元及纖維，發炎的調控往往需要比其他身體結構更精密及嚴格的調控，因此神經發炎反應有其特色。

　　神經發炎反應可以出現在大腦及脊髓組織。不正常或是慢性的神經發炎現象，已知在慢性疼痛中扮演著相當重要的角色。在大腦與神經發炎有關的細胞主要為微膠細胞 (microglia)、星狀細胞 (astrocyte) 兩大類。微膠細胞主要功能則是肩負腦內的免疫細胞功能，負責免疫反應的調控及進行。而星狀細胞作為神經元的支持細胞，也是調控血腦障壁主要細胞，能調控物質進出腦內。這些神經發炎變化過去在一般常規影像檢查裡並不容易察覺，同時因為發炎反應主要存在腦中，周邊血液物質濃度極低，不容易進行量測。

　　但隨著偵測技術的進步，目前已經發現，神經發炎的變化，在慢性疼痛其實非常常見[1]，例如我們團隊之前研究發現，纖維肌痛症患者的疼痛調控相關的腦區，在功能性核磁共振水分子擴散造影下，確實會出現與神經發炎相關的變化。此外我們若是檢驗纖維肌痛症患者的血液，會發現某些與腫瘤壞死因子相關路徑的蛋白質會上升，這也代表著纖維肌痛症患者體內確實是有發炎反應在進行著，腫瘤壞死因子其實也是一個常見誘導神經發炎的細胞介質[2]。

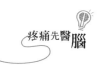

　　更令人驚訝的是，我們進一步還發現了纖維肌痛症患者血中的濤蛋白(Tau)跟貝他類澱粉 1-42(beta-Amyloid 1-42) 蛋白濃度也會上升[3]，這兩個蛋白質與許多的神經受傷及神經退化性疾病很有關係。這一點很可能與纖維肌痛症在神經發炎後的神經退化有關。這些研究結果讓我們知道，雖然許多纖維肌痛症患者在常規臨床檢查上並無明顯異狀，但體內的神經發炎其實與病理機轉有密切的關連。

　　神經發炎、神經功能、神經退化彼此的關係非常緊密[4]。目前發現慢性疼痛的病人，可能因為反覆的疼痛訊號輸入，使得神經突觸產生功能及結構的變化，而造成所謂的疼痛敏感化 (sensitization) 現象。在這種情形下，病人對於疼痛輸入的反應會出現異常的上升。現在也發現疼痛敏感化也同時會誘發微小膠質細胞、星狀細胞的活化，而出現所謂的神經發炎反應。神經發炎也會再影響局部的神經元，使得神經元對刺激反應異常。

　　同時因為血腦障壁的異常，使得身體裡的免疫細胞、細胞激素、及其他刺激分子更容易進入腦內，影響神經系統。這些變化都會進一步造成疼痛的惡性循環。另一方面，長期的神經發炎不但會造成疼痛本身的惡化及持續，也會因不正常的蛋白質堆積於神經元裡，而造成神經元的死亡及神經退化。因此神經發炎可能會顯著改變慢性疼痛患者大腦許多功能及結構的平衡狀態。

　　減少或是避免神經發炎也慢慢成為發展未來治療的一個重要方向。除了目前正在發展的一些新藥物或是治療方法，能改善慢性疼痛患者的神經發炎外，利用神經電刺激也可能是一個有效的方法[5]。基與過去研究[6]，我們團隊也開發了應用經顱直流電刺激用於纖維肌痛症患者的治療，可以利用大腦電刺激所產生的神經調控反應，反過來治療神經發炎[7]。

　　此外國外相關研究也發現，利用迷走神經刺激治療，可以改善體

內的發炎反應 [8]，這些治療也為未來的治療增加更多的生力軍。日常生活中也有許多的策略可以用來改善神經發炎，例如：適當的營養補充、規則運動、冥想及正念減壓、充足睡眠、避免刺激性飲食等。在精準醫學起飛的時代，相信未來會有更多的研究能提供個人化的介入方案，能減少異常的神經發炎，擺脫慢性疼痛的干擾，讓大腦更健康！

覺察情緒，用冥想改善疼痛
Model Your Brain! Meditation & Moods
重塑大腦

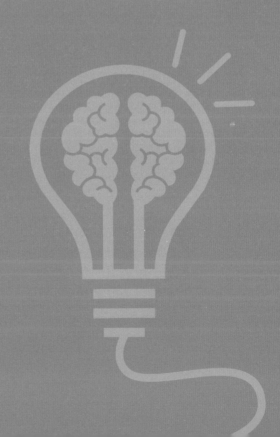

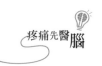

　　定向：理解、開放、接納臣服。這一章談情緒。情緒會改變腦，強化疼痛體驗。

　　你或許不曾發現壓力會加劇疼痛，你或許不曾發現睡眠會影響疼痛，你或許不曾發現焦慮憂鬱會惡化疼痛，你甚至不知道**覺察情緒是改善疼痛的關鍵**。每當跟病人談到「你的疼痛有情緒的成分」，總有一部分的人抗拒，彷彿承認自己有情緒成分就完蛋了，永遠不會好。恰恰相反，承認了才會好！為什麼？

　　你猜猜**疼痛**的**神經傳導物質**有哪些？
　　有**血清素、多巴胺、正腎上腺素**等。
　　再猜猜跟**情緒**相關的神經傳導物質有哪些？
　　血清素、多巴胺、正腎上腺素！[1]
　　驚喜嗎？
　　因此慢性疼痛的人有情緒困擾是再自然不過的事，孰先孰後？

　　可能是情緒在先，外傷加重了它；也可能先外傷，**情緒隨之慢慢發展出來。情緒決定你對疼痛的反應，疼痛反應你對情緒的掌控。**

　　原本可能真的只是受傷造成的疼痛，但它會**改變你的動作控制、神經內分泌、情緒、大腦結構、自律神經**……，讓你的大腦**定型化**成「**疼痛大腦**」，越來越難好。

　　拒絕面對、企圖控制，恰恰反應你感到不安全或羞恥、怕被貼標籤（憂鬱、精神病）、完美主義、恐懼、逃避，這些都會讓**緊捉不放**的**未解情緒**放大，讓潛意識覺得疼痛是有甜頭的；**情緒無法改變，疼痛也無法改變。**承認了、覺察了、臣服了，放棄掌控，你才能選擇，才有機會改變，疼痛才會好！

情緒是科學！扭轉愛的魔術方塊

　　隆重介紹藉由**愛的魔術方塊**（Lövheim cube、情緒方塊 [2]）調整情緒！

　　常覺得情緒不穩定嗎？身心靈不平衡嗎？除了做**神經傳導物質檢測**外，有沒有一些線索可以告訴我們哪些神經傳導物質失衡？我提倡「愛的魔術方塊」，可藉由這樣的情緒方塊，時時覺察自己的情緒處於什麼狀態，並且了解哪些化學物質過剩或缺乏；如果你是對營養素敏感的人，或許可以藉由飲食調整的方式來改善。

愛的魔術方塊

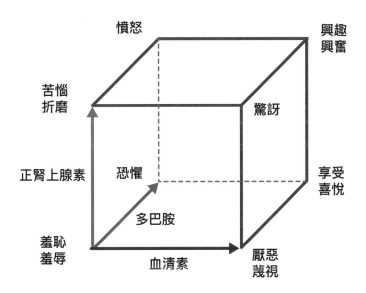

【圖 3-1】**愛的魔術方塊**（Lövheim cube）：神經傳導物質中的血清素、多巴胺、正腎上腺素，三軸形成一個方塊，對應不同的情緒。

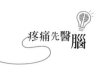

曾有朋友覺得看什麼東西都不順眼（厭惡），結果檢測發現血清素過高、多巴胺及正腎上腺素過低，完全符合魔術方塊判讀結果。結果給他降低血清素、提升多巴胺及正腎上腺素的保健品，他竟感到自己變得暴躁易怒，推測是改變太快，跑到魔術方塊的對角了！於是先暫停降血清素，才回復到愉悅的心情。

我喜歡在病人做完**神經傳導物質**檢測後，先問他：「你覺得你的情緒狀態常屬於哪一個？」剛好有病人測出來血清素、正腎上腺素高，多巴胺較低。他說他的確很容易驚訝，甚至容易受到驚嚇；他說希望自己能夠恢復到對繪畫有興趣的狀態，於是我只要把他的多巴胺拉高就好，其他部分不需要處理。

基本上可以發現，我們偏好的正向情緒（如興奮、喜悅）均為血清素及多巴胺較高者，因此可簡化整理如下表：

	多巴胺高	多巴胺低
血清素高	興趣／興奮 享受／喜悅	驚訝 厭惡／蔑視
血清素低	憤怒 恐懼	苦惱／折磨羞恥／羞辱

先自我覺察，自己最常處於哪種情緒狀態？但有時候自己看自己會有盲點，不妨問問身邊的人對你的回饋，或觀察你的表情與著名心理學家保羅·艾克曼（Paul Ekman）的**臉部動作編碼系統**（https://reurl.cc/A75N0e）做比對，（據說《玩具總動員》的面部表情就是按照他的圖譜研製的。再看看自己是否擁有或缺乏特定神經傳導物質相對應的特質，例如血清素與自信、內在力量、滿足感有關；多巴胺則與動機、獎勵回饋、上癮機制有關，其下游產物正腎上腺素則與專注、警覺有關。

運動、冥想、深呼吸、瑜伽都有助於調節情緒，飲食方面可以多攝

CHAPTER **3**

覺察情緒，用冥想改善疼痛 ｜ Model Your Brain! Meditation & Moods 重塑大腦

取富含**色胺酸**（血清素原料）及**酪胺酸**（多巴胺、正腎上腺素原料）的食物，可以查 Google 找到富含這兩者的食物清單，但務必要避免自己的**食物過敏原**，要不然你會發現清單中有很多奶蛋類，殊不知很多人其實是奶蛋過敏或敏感，可能越吃越糟（過敏原排除性飲食）。若懷疑有肥大細胞活化症候群或組織胺不耐症，則要避免富含或會促進釋放組織胺的飲食（參考第二章「食物清單」和參考資料 36 SIGHI）。若有脹氣、小腸菌叢過度增生，可能要避免會產氣的食物（參考低 FODMAP 飲食 https://reurl.cc/yrq3OI）；多巴胺、正腎上腺素這類的兒茶酚跟 COMT、甲基化（第四章會詳細解釋）均有關，且會影響荷爾蒙，也受慢性疲勞的影響。箇中學問很深呀！請**務必請教功能醫學醫師及營養師**，我不想在這邊列舉食物，就是因為每個人適合的其實不一樣，**並非照著清單把缺乏的補上來就行了。**

　　這些神經傳導物質一半以上都來自於腸道，再透過腸腦連結（**腸道菌叢－肥大細胞－腦軸**）到腦部；所以當你怎麼做都無法讓它維持穩定時，可能是菌叢、肥大細胞的問題，勢必得回歸到**排毒 5R 療程**。我必須引用《終結精神疾病（暫譯）》作者丹尼爾・亞曼（Daniel G. Amen）醫師在整合醫學論壇中所述，他做了超過 20 萬例大腦影像，發現**絕大部分的精神疾患都是大腦出狀況，來自於三大因素：睡眠、腸道、病原體**[3]。嚴重的精神疾病，我必定先排除這三者，否則直接走向身心靈，對我來說是不符合醫學倫理的。

如何測試你的疼痛是否和愛的魔術方塊（情緒相關神經傳導物質）有關？

1. 確認「**你的弱連結**」現在肌力是弱的。

2. 與**愛的魔術方塊**中的各種情緒連結（例如憤怒，腦中回想一個相

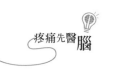

關的經驗， 看肌力是否變強）之後肌力變強→這是最影響你的情緒，表示你的疼痛和**情緒相關神經傳導物質**有關。替代方案：也可以用穴位測試（腎俞 - 血清素 [4]；陽陵泉 - 多巴胺 [5]；足三里、風池 - 兩者都升和催產素，且與肥大細胞有關 [6, 7]）。

3. 同時運用**情緒排毒敲打**，釋放剛剛測出來的情緒。想像這些情緒隨著流水到排水孔，變得清澈。

4. 若與測出的情緒連結太強烈，請諮詢你的**精神科醫師／心理諮商師**，並配合功能醫學醫師及營養師，做神經傳導物質等相關檢測。

本章我將詳述生理機制，告訴你唯一出路：**越快面對自己的情緒，疼痛會越快好**！

說好的「**只要我的大腦長這樣，就不可能會痛**」呢？**調節情緒**無疑是改變大腦最根本且深層的辦法。

CHAPTER **3**

覺察情緒，用冥想改善疼痛 ｜ Model Your Brain! Meditation & Moods 重塑大腦

｛1｝釋放壓力：恐懼中樞──杏仁核

　　杏仁核劫持（amygdala hijacking）是指我們對一件事的反應，往往會被自己的**過往經驗、負面偏見綁架**，做出自動化的反應。由提出 EQ 一詞的哈佛大學心理學家丹尼爾・高曼（Daniel Goleman）於 1995 年書中所創之詞。杏仁核是深處在大腦顳葉中的組織，能調控情緒相關的行為模式 [8]。

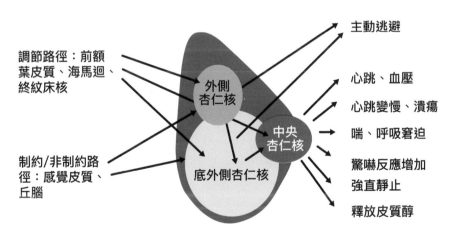

| 輸入路徑：調節刺激 | 杏仁核內：制約連結 | 輸出路徑：制約反應 |

調節路徑：前額葉皮質、海馬迴、終紋床核

制約/非制約路徑：感覺皮質、丘腦

外側杏仁核

中央杏仁核

底外側杏仁核

主動逃避

心跳、血壓

心跳變慢、潰瘍

喘、呼吸窘迫

驚嚇反應增加
強直靜止

釋放皮質醇

【圖 3-2】杏仁核劫持：杏仁核有輸入及輸出路徑，若不停地搜尋危險訊號，可能制約我們的動作控制、交感神經與副交感神經系統、荷爾蒙系統。

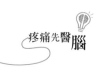

為什麼會**杏仁核劫持**？先來談談**促發效應**（priming effect，或稱**預示效應**）：事件發生前的事件會有暗示效果，我們常常在事件發生前就給予定義並預設感受。

曾有研究將受試者給予同樣的痛覺刺激，發現讓他們事先閱讀疼痛相關、負面文字、正面文字、中性文字，前兩組所**感覺到的痛覺較強** [9]。甚至也有研究發現讓男性受試者先看色情圖像，對疼痛閾值升高，疼痛感降低，這樣有趣的研究 [10]。

我們得到結論：**疼痛之前發生的事，會影響疼痛的感受度。**

在我的整合門診**每位個案在病發前三至六個月，幾乎都有壓力事件**，可能是工作、家庭、親密關係、搬家、移民、生產、戰爭、疫情等。研究發現壓力事件的確會放大對疼痛的感知 [11]，意味**壓力事件會對疼痛產生促發效應**，如果你不願面對壓力事件帶來的影響，頑強抵抗，神仙也幫不了你。當然我明白在別人面前很難揭露自己內心深層的一面，所以我提倡**表達性書寫**的方法，讓你跟自己對話。

不只是情緒性壓力，疼痛之前發生的化學性壓力刺激也會影響痛覺。在老鼠實驗中，我們給對照組的老鼠打一個叫前列腺素（PGE2）的疼痛物質，牠們的疼痛在四個小時之內就消失了。實驗組在四天前給牠們注射一個發炎物質鹿角菜膠（carrageenan），預先就處於發炎狀態，發炎反應消逝後我們才給他前列腺素；結果實驗組的老鼠疼痛竟持續了超過三個禮拜！不但更久，而且更痛 [12]。這實驗給予我們極大的啟示，為什麼你的痛不會好？可能是**在受傷之前，發炎反應已經被促發了！**

杏仁核的負面偏見

杏仁核會花三分之一的時間在搜尋危險訊號，假設之前有不好的經

驗，搜尋危險的時間多，稱之為杏仁核的**負面偏見**（negativity bias），因為它偏向不停地只找尋負面的資訊；這部分受到感覺皮質及丘腦的制約，會與我們之前的經驗、好惡、壓力有關。

舉例來說，你悠閒地走在路上，突然有棒球飛過來砸到左眼，眼前被血覆蓋，送了急診，縫了好幾針。這些「創傷訊息」會傳到杏仁核，會受到前額葉皮質、海馬迴、終紋床核等「先前經驗與記憶」的整合、調控，形成「恐懼制約」。從今以後，你可能再也無法悠閒地走在路上了，每當你在開闊的街道上行走，你都會眼神躲避左側，身體下意識地轉向右側，但又會有意無意地瞄一眼左側，深怕危險又襲來。杏仁核已被綁架！

我要說的不只是「一朝被蛇咬，十年怕草繩」，而是**恐懼制約造成的動作控制變化**，是乎第一章所說的代償再度出現，讓受傷部位難以痊癒；動作控制老叫不回來，應考慮它被杏仁核綁架制約了。就像無形的刀子架在脖子上般的威脅，要你抬頭，你怎麼可能抬得了頭？

圖 3-2 中可見杏仁核還有輸出路徑：投射到腦幹、下視丘和皮層區域，調節恐懼和其他情緒反應，將記憶鎖在深層核心（呼吸）、自律神經（心跳、血壓、驚嚇反射、腎上腺皮質素分泌、腸腦連結）、動作。可以發現杏仁核會影響（劫持）我們的**動作控制、交感神經與副交感神經系統、荷爾蒙系統** [13]。

你的杏仁核被嚇壞了！快拯救它吧！以下是目前我認識的簡單又有效治療方式：[14, 15]

1. 情緒排毒敲打（最簡單！）

我第一次聽到這個療法，源自 IIVNTP 國際靜脈營養課程的講師 Dr.

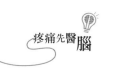

Brenden Cochran，後來在 Dr. Klinghardt 醫學博士的 ART 自律反應測試課程中，更是幾乎每個病人都會敲打！他認為這不只是安撫杏仁核，而是能夠平復創傷、接地、平衡經絡。

國際上力推情緒排毒敲打的人莫過於 Nick Ortner，他與《創造生命的奇蹟》的專家 Louise Hay 對話的影片 (https://reurl.cc/Dy0V8m)，我認為是經典。目前情緒排毒敲打相關研究也越來越多，不乏應用在慢性疼痛者，似乎對肩頸痛、腰痛、纖維肌痛症、頭痛、失眠都有幫助，最特別的竟然是對五十肩也有幫助 [16, 17]！詳細做法請參考我的 YouTube 影片〈必學情緒釋放技巧！7 個使用「MFT 情緒排毒敲打」的時機！〉

2. 表達性書寫（Expressive Writing，最推薦！）

自從有一位慢性疼痛的病人告訴我寫情緒日記對他的疼痛非常有幫助，有效到他會推廣給身邊的朋友之後，我搜尋醫學文獻發現這個方法身心科早就在用了！

美國社會心理學家 Pennebaker 教授發現「傾訴故事是非常療癒的」於是發展了**表達性書寫**這樣的療法，研究指出在創傷後壓力症候群、憂鬱症、類風濕性關節炎、血糖控制都很有幫助。在肌肉骨骼疼痛的病人身上，發現做**物理治療同時有做表達性書寫**的病人，疼痛指數明顯下降更多，**半年後還持續下降**，這是沒有做表達性書寫的那一組沒有發現的現象 [16]。這個方法非常簡單，只有四個重點要掌握：

1. 一次 15-20 分鐘，時間到**立馬停**！追求一種塵埃落地的感覺。
2. 時間內不停地書寫，寫什麼都好就是**不能停**！
3. 務必用紙筆，不能用電腦，不是在寫日記。
4. 連續四天：據說絕大部分的人會在第三天停下來，第四天才是關

CHAPTER **3**

覺察情緒，用冥想改善疼痛 │ Model Your Brain! Meditation & Moods 重塑大腦

鍵，才會寫到內心最深處的秘密。

我親自嘗試，連續四天每天寫 20 分鐘，會發生什麼事呢？果然在第四天發生奇妙的事了！請參考我的 YouTube 影片〈表達式書寫！每天不停寫 20 分鐘，第四天發生奇妙的事了！〉

曾經也有病人跟我說他做表達式書寫，下背痛改善九成！也有纖維肌痛症的病人說每個月做一次表達式書寫對他症狀控制很有幫助。此後我更相信「跟自己對話」是增加自覺選擇、療癒的重要方式。

3.眼動減敏與歷程更新療法（Eye Movement Desensitization and Reprocessing, EMDR，臨床上最好用！）

無疑是安撫杏仁核強效有力的方法，在我的整合門診經常使用，有時會配合情緒排毒敲打、交叉爬行一起使用，能整合左右大腦半球、將**情緒性記憶**（emotional memory）轉成**情緒的記憶**（memory about emotion）等作用，在**創傷後壓力症候群**有 77-100% 的卓越療效 [18]。曾經有病人在診間覺得這個方法對他的情緒療癒非常有效，他同時也有在做心理諮商，諸多諮商師覺得重點還是回歸在自我內心的覺察。我非常同意，這是很高的境界，然而多一種方法賦權給病人，讓他有簡單的方法在家裡自己也可以做，或遇到緊急的狀況、忽然崩潰時可以自己紓解，不用急 call 你，不是很好嗎？的確就有這樣的研究，發現**結合 EMDR 和情緒排毒敲打**的隨機對照試驗（稱之為 WHEE），能讓病人自己幫助自己平衡情緒、改善疼痛的嚴重度 [14]！

此外，**針灸**也有安撫杏仁核的效果，研究顯示杏仁核可能是產生鎮痛的關鍵！也能降低疼痛的**困擾**。你發現了沒？有些痛，雖然痛但並不困擾你；有些沒那麼痛，卻讓你困惱，或許源自於杏仁核劫持。

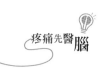

·正面：中脘、下脘、商曲、滑肉門、氣海、氣旁、關元
·背面：腰陽關、腎俞、委中、太衝、阿是穴（痛點）

我通常用**神經療法**注射在上述針灸研究所提到的穴位來治療杏仁核，連腸胃道一起治療。研究發現，不僅改善**下背痛**，還能**改變大腦**（核磁共振研究發現腦部有變化）[19, 20]，平時不妨也按摩這些穴位吧！（可參考 https://reurl.cc/p1Gkbb）

CHAPTER **3**

覺察情緒，用冥想改善疼痛 ｜ Model Your Brain! Meditation & Moods 重塑大腦

{2} 「只要我的大腦長這樣，就不可能會痛！」關鍵在於神經可塑性

　　「只要我的大腦長這樣，就不可能會痛！」是當初讀《自癒是大腦的本能：見證神經可塑性的治療奇蹟》英文版時，受到的啟發，我那時還不知道這本書已被翻成中文，強烈推薦此書。該書便提到一位疼痛醫師 Michael Moskowitz 的發現：**慢性疼痛可以被遺忘！**

　　書中一位六十出頭的女士，服用大量的止痛藥，Moskowitz 醫師給她看「慢性疼痛的腦」和「無痛的腦」的照片，並告訴她：「**只要你的大腦長這樣，就不可能會痛！**」[21]

你的疼痛大腦：神經可塑性轉變

有慢性疼痛的大腦　　　　**無慢性疼痛的大腦**

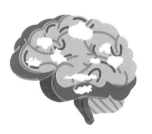
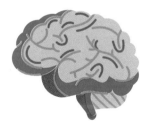

【圖 3-3】Moskowitz 醫師給疼痛中的女士看慢性疼痛的腦（左）和無痛的腦（右）的照片，並告訴她：「只要你的大腦長這樣（指右側的腦），就不可能會痛！」你也可以，只要善用神經可塑性。

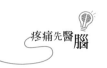
疼痛先醫腦

果然在用了 Moskowitz 醫師的方法四週後，她便免除疼痛，你也可以！關鍵就在於**神經可塑性**。

其核心概念是：**一起激發的神經元綁在一起**，也就是說**重複的心理體驗會導致處理這種體驗的大腦神經元發生結構變化，神經元之間的突觸連接更加牢固**。 就是我一直提到的「**慢性疼痛是大腦的壞習慣**」，所以我們要**斷開鎖鏈、打破壞習慣**！

如何利用神經可塑性？

利用神經可塑性，打破連結，重新建立大腦習慣的除痛策略

由上而下的策略（**腦→身體**）	由下而上的策略（**身體→腦**）
衛教 認知行為療法 正念冥想 運動想像（motor imagery） 經顱微電流（CES）	運動學習、運動控制訓練：InK 注射 肌動學、NKT 神經動能療法、紅繩…… 周邊感覺刺激 徒手治療 神經治療 活化迷走神經

我們第一章講的，就是由下而上的策略，利用動作控制理論，善用**神經可塑性**，用肌肉改變大腦及疼痛！現在來談談由上而下的策略。

Moskowitz 醫師及頂尖的《自然－綜述神經科學》期刊發現，與慢性疼痛相關的大腦區域無非這些 [22]，我們就來整理一下，可以怎麼樣來重塑它們吧！

疼痛大腦的區域變化

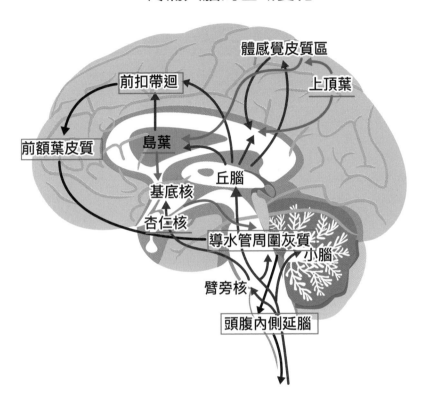

【圖 3-4】疼痛大腦的區域變化：圖中標示為所有與慢性疼痛相關的大腦區域。
我常跟病人說：「**當你 100% 的注意力在疼痛上，你就會感受到 100% 的疼痛。**」
專注疼痛會活化底線區域，負面情緒則活化黑框區域。如何關小疼痛音量？再次
印證調節情緒、減少對疼痛的過度專注，是改變疼痛大腦的不二法門。

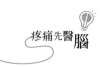

大腦區域功用與神經重塑策略

大腦區域	功用	神經重塑策略
前額葉皮質	疼痛；執行功能、創造力、計劃、同理心、情緒平衡、直覺	**可自己在家做**：表達性書寫、正念冥想，當我們的意念在前額葉皮質的時候，就不會在邊緣系統（情緒或疼痛） **找專家協助**：認知行為療法
杏仁核、**前扣帶迴、島葉（疼痛中樞）**	疼痛；情緒記憶、情緒反應、情緒自覺控制、將情緒與身體感覺聯繫起來、鏡像神經元	**可自己在家做**：正念冥想、經顱微電流（CES）、運動想像、活化迷走神經、Gupta 療程、情緒排毒敲打、表達性書寫、EMDR 眼動減敏與歷程更新療法 **找專家協助**：認知行為療法、催眠療法
體感覺皮質區	疼痛；觸摸覺、溫覺、壓力感、振動覺	**可自己在家做**：疼痛閘門控制理論
後扣帶迴、後頂葉	疼痛；視覺空間認知，自傳式記憶檢索、聽覺感知；鏡像神經元	**可自己在家做**：運動想像、EMDR 眼動減敏與歷程更新療法、交叉爬行、色彩療法 **找專家協助**：鏡像治療
海馬迴、眶額皮質	儲存疼痛記憶；評估某事是愉快還是不愉快、同理心、情感協調	**可自己在家做**：經顱微電流、表達性書寫 **找專家協助**：認知行為療法、催眠療法、芳香療法

　　當然，我們不是每個人都有機會做功能性核磁共振（fMRI），看自己感知疼痛的位置在哪裡；所以不妨有空都試試看吧！說不定就會發現其中一個小方法適合你，記得至少堅持一個月喔！

神經重塑策略簡介

疼痛閘門控制理論（Gate Theory of Pain）

　　自從 1965 年 Melzack 提出後，無疑是疼痛治療中最古老的理論，卻歷久彌新。例如復健科門診常見的電療、受傷時「呼呼」，都是這個理論的應用。該理論表明我們在疼痛處給予不同的冷熱、觸覺、振動等刺激，就有可能把這個閘門關起來，而不會感到疼痛 [23]，這經典的理論無疑就在告訴你，**重塑神經就能治療疼痛**。

　　我曾親身體驗此療法的威力：我的左髖關節有一天突然痛起來，持續兩個多月，結果我發現洗澡的時候用沐浴刷刷左髖前側可以減輕疼痛一半以上；於是我一邊刷一邊屈髖抬腿，加上溫熱水沖，發現這個動作原本很痛，當下也幾乎不痛了！隔天雖然又回來一點，但是我連續做一個禮拜，困擾我的關節痛就完全消失了！

‧ 練習：疼痛閘門控制理論舒緩疼痛

　　1. 做出原本你會痛的動作，將這個疼痛打前測分數（10 分最痛，0 分為完全不痛）。

　　2. 用沐浴刷刷，或洗澡時沖水給予冷熱不同溫度，看何者能讓疼痛程度降到最低。

　　3. 持續刷或沖水，做出你剛剛會痛的動作及各種動作。

　　4. 再次做出原本你會痛的動作，將這個疼痛打後測分數。

　　5. 分數是否比之前低呢？如果有的話表示這個方法適合你，請持續每天做一個月以上吧！

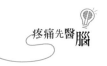

運動想像

英國和澳洲曾經針對**退化性關節炎**做過研究,設計出一套鏡像扭曲回饋系統,在螢幕中看到自己的身體部位被扭曲或縮短、拉長,發現將疼痛部位縮短能夠顯著降低疼痛,有許多參加者表示:「我感覺到我整個身體都放鬆了。」「我的疼痛完全消失了。」[24]

你也可以如法炮製,現在面向鏡子,看著你疼痛部位,想像它的形狀被扭曲,並且壓縮、變短。個人實測:配合上**情緒排毒敲打**或**夏威夷療法**效果尤佳。

·練習:運動想像舒緩疼痛

1. 做出原本你會痛的動作,將這個疼痛打前測分數(10 分最痛,0分為完全不痛)。

2. 面向鏡子,看著你疼痛部位(沒有鏡子的話,直接看著疼痛部位也可以),想像你有「X 光透視眼」將這條肌腱或韌帶的形狀扭曲,並且壓縮、變短。(打破大腦中的連結,**只要你的大腦長這樣,就不可能會痛!**)

3. 維持想像在這個肌腱或韌帶形狀在扭曲、縮短的狀況下,**想像它**能做出你剛剛會痛的動作(只說不做)。

4. 配合**情緒排毒敲打或夏威夷療法**(口唸我愛你、對不起、請原諒我、謝謝你),清理自己。

5. 再次做出原本你會痛的動作,將這個疼痛打後測分數。

6. 分數是否比之前低呢?如果有的話表示這個方法適合你,請每天做,堅持一個月以上吧!

CHAPTER **3**

覺察情緒，用冥想改善疼痛 | Model Your Brain! Meditation & Moods 重塑大腦

認知行為療法

在慢性腰痛治療指引中已經把這個療法列為第一線、證實有效的療法，**應常規使用** [25]。心理學家貝克 (Aaron Temkin Beck) 發現憂鬱症難以治癒的原因在於**對自己**、**對世界**、**對未來**抱持負面的看法（憂鬱認知三角），慢性疼痛也是這樣（其實憂鬱症和慢性疼痛的重疊率高達 30 到 85% [26]）。如果對自己充滿內疚感、覺得會發生疼痛都是自己或別人的錯、覺得不被醫師或家人理解、認為都是醫師的錯沒有找出問題、未來一片黑暗、覺得這個病永遠不會好……你的病就真的不會好了！我建議你去看看老高與小茉的〈過去可以被改變的真正原因，被討厭的勇氣〉影片，問問自己「**如果好了，我要做什麼？**」

舉例來說，「我好了想陪孩子去遊樂園玩。」現在阻礙你不能去的原因，真的是這個痛嗎？可以回去看我前言中的第四個例子，原本髖關節痛的病人覺得哪裡都去不了，竟然在打了維生素 B6 的靜脈營養之後，就衝去跳飛行傘了！

允許自己腦袋現在還抱持這個信念，但身體去力行一點看看，因為這將會是全新的體驗。你可能會發現以往的想法可能只是藉口，你想去無論如何都有辦法去，端看**你把專注力放在疼痛還是目標**？退一百步來說，你可以將這個目標分成 100 個小刻度，設定一百格目標，每天進步一小格，所謂**小目標小贏**，當你小贏之後，腦中的伏隔核（快樂中樞）會獲得正向回饋獎勵，你會越來越覺得**這點痛不算什麼**，放下「疼痛造成你無法完成目標」的限制性信念。今天就從陪孩子在旁邊的公園散散步開始吧！設定目標，想做什麼就分成 100 個小格去闖關吧！

我臨床上最常見的發現是，疼痛患者常常連「想去遊樂園玩」等，類似的目標都沒有。沒有「好了想做什麼」的目標，慢性疼痛很難好。

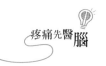

經顱微電流（CES）

　　無疑是安撫杏仁核、制衡「腦中的惡魔」預設模式網路、平衡邊緣系統，改善睡眠、焦慮憂鬱、創傷後壓力症候群及疼痛的利器！在治療嚴重疼痛病患的研究中，只經過 5 個療程，使用 CES 的患者明顯降低了平均 71% 的疼痛率。[27]

鏡像治療（mirror therapy）

　　它的原理說來也奇妙，當大腦發送出動作訊號到肌肉時，也送了一份拷貝到更高層的中樞神經系統，以應付動作結果可能發生的感知訊息；藉此整合我們的感知和動作系統。最早用以幫助改善腦中風後的動作，爾後發現有助於幻肢痛、複雜性局部疼痛症候群（Complex Regional Pain Syndrome, CRPS）、腰痛、退化性關節炎等疼痛症狀 [28]。

催眠療法

　　2020 年 11 月參加「SIBO 小腸菌叢過度增生大師課程高峰研討會」Peter Whorwell, MD 醫師善用催眠療法治療各種嚴重的腸胃道症狀、精神症狀，也發現催眠能夠調節疼痛的區域：前扣帶迴 [29]。催眠治療除了改善疼痛之外，也可以增加活力，改善生活品質 [30]。

色彩療法

　　研究發現給予同樣的痛覺刺激，先給他看紅色的人，竟然會比先看到藍綠色的人感覺更痛 [31]。Norman Doidge 醫師也認為大腦的疼痛

區域許多與視覺有關，所以色彩是個不錯的切入點。我有時也會給病人戴上不同顏色的眼鏡，改變對世界的認知。我臨床上也常用雷射光、靜脈雷射、雷射能量排毒，去調節或平衡病人的生物光子場（biophoton field），或改善粒線體功能，某種程度上也算色彩療法吧！

芳香療法

　　嗅覺能夠連接到最古老的大腦，與深層的記憶和情緒有關；我參加過台灣芳香醫學醫學會的課程，理事長羅佳琳醫師能夠深入淺出的介紹各種芳香精油的化學結構及作用，並介紹與身體情緒及能量的連結。

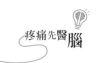

{ 3 } 迷人的疼痛中樞：島葉、前扣帶迴

　　疼痛中樞**島葉、前扣帶迴**的作用是：情緒記憶、情緒反應、情緒自覺控制、將情緒與身體感覺聯繫起來。不覺得看起來很迷人嗎？疼痛中樞竟然全受到情緒調控！當人們渴望藥物、感到疼痛、預期疼痛、同情他人、聽笑話、看到某人臉上的厭惡表情、社交場合被排擠、聽音樂、決定不買某物，看到有人出軌並決定懲罰他們、在吃巧克力時確定偏好程度，在腦部影像中，島葉都會亮起 [32]。

　　村上春樹曾說：「疼痛無可避免，**折磨是你選擇的！**」
(Pain is inevitable. Suffering is optional.)[33]

　　你可能有過工作繁忙肩頸痠痛的經驗，你知道只是肌肉緊繃，即使看了醫生也告訴你沒事，但就是超級不舒服。

　　其他疼痛何嘗不是如此？你可能也有過鞋子裡面有一顆小小砂石的經驗，伏爾泰說道：「使人疲憊的不是遠方的高山，而是鞋子裡的一粒沙。」當你有簡單明確目標時，你可以忍耐著把一段路走完，成為砂的主人，再把這顆小砂石取出來，這段時間內你雖然知道它存在，但是它沒有折磨你。但相反地，也有人鞋子裡的砂如坐針氈，痛苦不堪而忘記了自己要去哪。明明是同樣的砂，為什麼兩人的反應截然不同？以醫學的角度來解釋，前者的大腦活化的是前額葉皮質（認知執行功能中樞），後者的大腦活化的是疼痛中樞及杏仁核（恐懼中樞）。

你也可能聽聞過馬拉松選手扭到腳，但是還是把全程跑完。我也曾經有過髖關節嚴重退化疼痛的病人，數度企圖自殺，但在給予維生素B6、麥爾氏溶液的靜脈營養治療，加上**認知行為療法**，問他好了之後最想做什麼？他說他想去跳飛行傘，然後他就真的去了，這個痛再也不折磨他了；儘管他還是能感覺到這個疼痛。他才發現他的痛不過是鞋子裡的砂，或許你還沒發現你的痛也是。

疼痛是身體跟我們溝通的方式；折磨是我們跟疼痛的關係。而為什麼會有**折磨**？《健康自主的解決方案：治癒慢性疾病的心理能量根因》作者 Dr. Eva Detko 認為折磨來自於我們試圖控制情緒和能量，折磨也來自於我們是如何**創造抵抗**，並說「一旦你臣服且停止抵抗，你的身體會快速修復。」

請注意：不是要你修煉成聖人，從此沒有負面情緒。而是說情緒本該來來去去，**緊捉不放的未解情緒**（unresolved psycho-emotional conflict, UPEC），無法流動（有人稱為**情緒便秘**）才是問題！

小嬰兒是很**活在當下**的，情緒是流動的，不應該留滯太久，他們可以上一秒開心大笑，下一秒難過大哭，不會為過去的事苦惱，不會為未來感到憂慮。什麼時候我們都失去了這個能力？什麼時候**情緒流動**變成了一種奢求？

我很喜歡這句話：「情緒是我們選擇用於成長與否的訊息。就像所有其他形式的能量，情緒是短暫的，時時刻刻都在變化的。只有當我們對它的**依戀**或我們**抗拒**體驗它，才使它在我們的**能量場中停留更久**。如果我們**執著於情緒**或將其**具象**化為我們的一部分，它就違反了自然規律，這將導致**折磨**。」[34]

折磨是你選擇的，好消息是：**你也可以選擇不！**

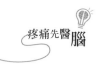

{4} 覺察慢性疼痛帶給你的好處：次級獲益

最新的慢性疼痛認知療法理論：**動機決定模型**（Motivation-Decision model）**35**

在我們的**頭腹內側延腦（RVM）**有所謂的 **ON 細胞**和 **OFF 細胞**，就像開關一樣，我們永遠在分析何者的 CP 值較高。當疼痛比動機重要，ON 細胞就會被啓動，你會感覺到疼痛，例如**次級獲益**（secondary gain，或譯**附加好處、甜頭**）。

次級獲益是佛洛伊德提出來的理論，他很早就發現有些人會因為非醫療的原因導致病情不會好或惡化，有時病患自己本身也無法察覺。有些人甚至會很生氣：「我遍尋群醫，就是為了治好我的病，你竟然說我不想好？」

有沒有一種可能是：理性上你想好，但感性上你不想。遍尋群醫只是一種掩護，安慰自己「我有在處理啦」的補償。**當意識和潛意識打架的時候，永遠是潛意識贏！**

有時明明告訴自己不要緊張，身體卻不停發抖；你好似坐在象背上的**騎象人**，自我（Ego）想要控制大象（本我，Id）往療癒的方向走，大象卻失控、暴走衝向毀滅 **36**。

CHAPTER **3**

覺察情緒，用冥想改善疼痛 ｜ Model Your Brain! Meditation & Moods 重塑大腦

你相信處於疼痛的狀態是有好處的嗎？

　　小時候你是否有感冒不用上學，心裡反而有「賺到了」的感覺？這就是生病帶給你的好處，**生病的次級獲益**。我可以列舉一卡車其他好處如下表：

消極的次級獲益	積極的次級獲益
逃避責任 避免工作或人生角色 自我懲罰、贖罪、生還者罪惡感 為了不遺忘某件事 為了紀念那份愛 不用面對自己的失敗錯誤、免於面對自己能力不足 轉移焦點 成為楚楚可憐受害者 「我沒有傷害別人」 可以躲在角落、「我是安全的」 不用為自己人生負責 都是別人的錯 「我先傷害我自己，你就無法傷害我」	經濟補償（如保險） 獲得藥物 獲得憐憫、親友或愛人的同情 感覺被關心 控制他人 挽留關係、「愛我！」 成為眾人矚目的焦點、「我很特別，看我！」 「我很痛，所以你要讓我」 「我是好人」 證明自己永遠是對的 證明自己的價值 「我存在是有意義的」

　　這些次級獲益都會**開啟 ON 細胞，讓潛意識說：「嗯，疼痛比較好」**，因為潛意識認為面對那些太痛苦了。

　　曾經遇過一位病人，他在腰痛前一個月內痛失三位親人，整合門診中跟他對話，才發現如果不痛，他要怎麼紀念？與三位親人的羈絆就沒了，他的腰痛是為了不想忘記這份愛，或一種生還者罪惡感（survivor's guilt），他的疼痛是為了贖罪（atonement）。他的「腰痛腦區」必須持

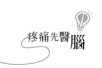

續放電；這時得讓他了解，他可以用更健康的方式悼念這份愛，斬斷腰痛與愛的連結。

如果有一個**獎勵機制**比動機更重要，OFF 細胞就會被啟動，疼痛就會被關掉。專家提到的包含：好的目標、願景、進食、攻擊、進展、交配。

雖然這一個理論目前臨床上應用並不多，療效也尚未全面證實，但是我還是想要藉著這個理論模型，讓為慢性疼痛所苦的人能夠**自我覺察是否處於 ON 的狀態**？ 要訓練自己的大腦，讓**選擇 OFF 細胞成為一種習慣**。

利用動機決定模型訓練自己的大腦的治療策略

關閉 ON 細胞	覺察自己處於疼痛狀態是否有**次級獲益**？ 問自己是否真的願意變好、準備變好、能夠變好？ 問自己是否感到安全？是否無論如何，還是深深地、完全的愛和接受自己？
開啟 OFF 細胞	好了之後，想要做什麼？ 具象化一個明確的目標：我何時、在哪裡、跟誰、如何、為何、做什麼，就代表我自己好了？（最好可以把它像照片一樣畫出來，或寫下來）

以上做的這些事，都是為了讓疼痛與身體**斷開鎖鏈**。讓你不會再遇到疼痛就有**制約化反應**，而是擁有選擇的能力，力量操之在我！

CHAPTER **3**

覺察情緒，用冥想改善疼痛 ｜ Model Your Brain! Meditation & Moods 重塑大腦

如何測試你的疼痛是否和次級獲益有關？

1. 確認「**你的弱連結**」現在肌力是弱的。

2. 口說：「我願意變好、準備變好、能夠變好。」之後肌力變強
→暗示你的疼痛和**次級獲益**有關。試著舉出現在的病痛帶給你的三個好
處（一定有，人不會做對自己沒好處的事）。

3. 關閉 **ON 細胞**：你現在已經覺察到這些甜頭，及之後可能要付出
的代價。用**情緒排毒敲打**安撫杏仁核、頭腹內側延腦，說道：「謝謝你
我的疼痛，你讓我可以**逃避責任**（可替換成其他你覺察的次級獲益），
現在，我願意變好、準備變好、能夠變好。無論如何，還是深深地、完
全的愛和接受自己。」

4. 開啟 **OFF 細胞**：將**目標**如照片般具象化後，採用瑞克·韓森博士
（Rick Hanson）提出的 **HEAL 療癒法（https://www.rickhanson.net/
possible-heal/）**。深切的感受這個體驗，如果這個體驗會有一個顏色、
形狀、質地、溫度，會是什麼？（直覺回答）擁有 (Have) 這個體驗，然
後放大 (Enrich)、吸收 (Absorb)、連結 (Link)。

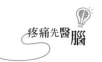

{5} 安撫「腦中的惡魔」：預設模式網路（default mode network, DMN）

　　這一章一直在提跟疼痛相關的大腦部位，其中有一個很重要的就是**預設模式網路**，被喻為**腦中的惡魔**（因簡稱 DMN，故念成 demon 惡魔之意），它是一個網路，所以自然包括了很多部位，例如內側前額葉皮質、杏仁核、扣帶迴、楔前葉、海馬迴等。它與情緒處理（社會行為、情緒控制、動機驅動）、自我參照心理活動、對先前經歷的回憶[37]。在阿茲海默症病、憂鬱症的病人上，預設模式網路常出問題，所以我特別推薦交感神經過於亢奮、每天忙碌的現代人，可以每天安撫一下你腦中的惡魔。

　　各種**慢性疼痛**，包括慢性下背痛的患者中，他們的預設模式網路**無法去活化**[38]。而去活化最簡單的方法就是**正念冥想**，可以安撫預設模式網路，光是這樣就有許多研究發現能改善疼痛、減緩憂鬱焦慮、改善生活品質[39-42]。

六種有效的冥想方式

　　現在，我想邀請你來一段**降魔之旅**，介紹 6 種我認為最有效的冥想方式：

CHAPTER **3**

覺察情緒，用冥想改善疼痛 | Model Your Brain! Meditation & Moods 重塑大腦

1. 慈愛冥想（Loving kindness）

回想你人生中是否曾真心地祝福一個人幸福美好？將專注力停留在這個感覺上，轉化成一句祝福全人類的簡短一句，固定的重複這句話，與這個感覺連結在一起。我曾經想著我愛的人，心中不禁浮出一句「我喜歡你溫暖可愛的笑容」，接著我不斷反覆這句話，想像對著我身邊所有的人說、全世界說，接著也把自己影像帶到自己面前，對自己不斷地說這句話，那感覺極其美妙。也可以祝福自己的每個脈輪 [43]。

2. 無揀擇覺知冥想（Choiceless awareness）

將覺知放在任何進入你意識的事物，無論是思想、情感還是身體感覺；只要跟隨它，直到你意識到其他東西，不要試圖去抓住它或改變它。當其他事情進入你的意識時，只需注意它，直到下一件事情發生。我做這個冥想時，常常會在舒適的地板上，讓身體自由的流動、解纏，也就是日本「野口整體」中所謂的「**天心**」。[44]

3. 精簡靜心冥想（EcoMeditation）

《超悅大腦》作者 Dawson Church 所提倡的冥想方式，有科學實證能夠釋放最放鬆的腦電波。特色是先**情緒排毒敲打**，再轉動自己的心輪，並且把專注力放在大腦內觀。我自己做這個冥想時，會依序轉動七彩脈輪，然後與太陽系或整個宇宙連結。

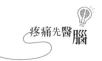

4. 觀息冥想（Concentration, Breath awareness）

光是**深慢呼吸**，觀察自己的身體起伏變化，就是非常棒的冥想。也可以結合你說熟知的瑜伽呼吸法。

5. 使用 Muse™ 腦電圖回饋訓練

Muse™ 是一個像頭帶的簡易設備，連接手機 app，能夠監測你的腦波，如果你有達到冥想狀態，就會回饋給你悅耳的鳥鳴聲，讓你越來越能夠專注其中。我覺得對從來未曾體驗什麼叫做真正的冥想狀態的人，這是一個很好的入門。且他們也做了非常多的學術研究證實其療效 [45]。

6. 引導式冥想（guided imagery）

Headspace 公司有提供手機 app、書籍、Netflix 節目《冥想正念指南》，都是可參考的起點。我在診間則常使用《力挺自己的 12 個練習：腦科學 X 正向心理學，改變大腦負向思維，建立逆境挫折都打不倒的內在力量》作者瑞克·韓森提出的 **HEAL 療癒法**，Have 擁有一個好的體驗，Enrich 放大它，Absorb 像陽光一樣去感受吸收，Link 最後跟過往經驗取代連結。我也推薦《喜悅之道》app 提供的「啟動金色光芒冥想」。

除此之外，正念冥想還能提高美國研究生入學考試 GRE® 成績，改善記憶力、減少分心 [46]；美國心臟協會發現冥想有助於降低心血管疾病風險，對胰島素阻抗性、代謝症候群也有幫助 [47]。在創傷後壓力症候群患者的研究當中，甚至發現冥想能夠**調節基因**，提高**甲基化**的能力，讓 SLC6A4（血清素轉運蛋白）、FKBP5（葡萄糖皮質素反應元素的結合蛋白）兩個基因能夠正常發揮作用，這兩者均與自律神經有關 [48]。關於**提高甲基力**我們後面會再提到。

CHAPTER **3**

覺察情緒，用冥想改善疼痛 │ Model Your Brain! Meditation & Moods 重塑大腦

｛6｝久病不癒的四大根因：自此不癒、瘴氣、怪奇症狀、前驅／誘發／維持因子

久病不癒也代表大腦對於某個東西**緊捉不放**，「大腦中跟疼痛相關的神經元受損時，它們會不斷發出假警報，讓我們相信問題出在我們的身體上，而實際上問題主要出在我們的大腦上。往往身體已經痊癒，大腦的疼痛警報系統仍在吱吱作響。[21]」

當你已經尋遍群醫無果，請跳出來看結果：這個問題可能是出在身體上，而是在大腦的**疼痛警報系統**，它為什麼死不肯放手？我整理出久病不癒的四大根因。

自此不癒（Never Well Since, NWS）

源自順勢醫學的概念，在一部分慢性疼痛的病人中，他也可以說出來他是自從某次意外、車禍、受傷、手術、分娩等壓力事件後萬劫不復，開始疼痛。除了我在上本書提到跟原諒自己的議題有關之外，也跟**記憶**有關，而記憶則與**情緒**、**地點**、**故事情節**、**睡眠**有高度連結。

情緒的部分，關鍵在於要把將**情緒性記憶**（emotional memory）轉成**情緒的記憶**（memory about emotion）！

什麼意思呢？假設你是親身經歷過某個重大災難的生還者，在台灣我們就以 921 大地震為例好了，你可能現在還會感到恐懼害怕、焦躁不

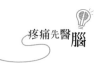

安，甚至身體會不自覺的發抖，這表示這件事情對你而言還是**情緒性記憶**，你只是對你的情緒做出制約反應（react），啟動的是**杏仁核**；而911 恐攻事件，遠在美國紐約，雖然也是影響世界深遠，但是對身在遙遠的台灣的你來說，你只是**記得當時是驚恐的**，這就叫做**情緒的記憶**，你是有自覺意識的**回應**（respond），啟動的是**海馬迴** 49。

　　為什麼會有這樣的差別呢？成癮專家學者 Gabor Maté 醫師在《創傷的智慧》課程中曾說：「會影響我們的不是事件本身，而是我們對事件的**感知**（perception of what happens）。50」《為什麼斑馬不會得胃潰瘍？》一書也提到，我們對**壓力的反應**可能比壓力源本身更具破壞性。

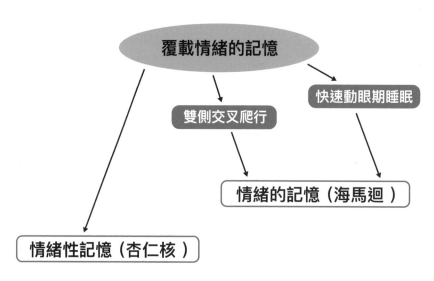

【圖 3-5】將**情緒性記憶**（emotional memory）轉化成**情緒的記憶**（memory about emotion）的方法：雙側交叉爬行、REM（快速動眼）睡眠。

CHAPTER **3**

覺察情緒，用冥想改善疼痛 ｜ Model Your Brain! Meditation & Moods 重塑大腦

將情緒性記憶轉化成情緒的記憶的妙方有二：

1. **雙側交叉爬行**（cross crawl）：可以整合左右大腦半球，尤其是被情緒干擾的部分 [51]。

2. 好的 **REM（快速動眼）睡眠**：睡前做 EMDR 眼動減敏與歷程更新療法（https://reurl.cc/d2YMK2），基本上就是讓你預先做 REM 動眼練習，能夠刺激類似的神經結構，藉此平衡大腦網絡。研究發現 **EMDR** 可以誘發身體放鬆反應、減緩心率、平衡血壓，改善憂鬱焦慮、睡眠障礙，提升睡眠品質 [52]。統合研究也發現可以**降低疼痛達 15–40% 喔** [53]！

舉個極端的例子，納粹集中營生還者常常是 **PTSD 創傷後壓力症候群**的研究對象，研究發現：調適較差的人睡眠結構改變，特別是 REM 睡眠（做夢的睡眠時期）減少；容易記得夢，特別是焦慮的夢或夢魘 [54]。也就是說調適得好的人，做了一堆美夢，來整合自己情緒的記憶，醒來又不記得自己做了這麼多夢。這就是你要追求的！**靠 EMDR+ 交叉爬行**，你也可以！我在《聚焦 2.0》359 集曾介紹「**動眼交叉死蟲式**」，就是融入這樣的概念。

除此之外必須耳提面命的，就是誰說你一定要有**創傷後壓力症候群**？例如《相信我：麗莎・麥克維綁架案》的主角麗莎·麥克維不斷遭家人性侵、遭綁架強暴，最後當上坦帕市副警長，將犯人繩之以法。這叫**創傷後成長**（post-traumatic growth, PTG），關鍵在於社會支持、家庭支持，有品質的親密關係及好友社交連結 [55]，也是哈佛大學長達七十多年的研究所揭示長壽幸福的祕訣。有良好親密關係的夫妻，即使偶有身體疼痛，依然保持心情愉快；但困在不開心的關係者，身體疼痛會因情緒而放大 [56]！

如果你希望從生化層面療癒你的**自此不癒**，我推薦「擁抱荷爾蒙」

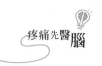

催產素（oxytocin），又有愛情荷爾蒙之稱，可以幫助我們對抗壓力、抗發炎、抗氧化，有助於自閉症、慢性疼痛、中風、偏頭痛、創傷後壓力症候群、思覺失調症、肥胖症、糖尿病、心血管疾病、慢性感染，甚至還益於發展靈性 [57, 58]。分娩時會大量分泌它是有道理的，因為它除了幫助子宮收縮，尚有強力的**止痛、幫助遺忘**的效果！

如何**增加催產素分泌**？注視狗的眼睛，交流 30 分鐘以上可以增加催產素三倍以上。除此之外，葫蘆巴、瑜伽、按摩（合谷、三陰交、關元、足三里）、聽音樂、即興爵士表演、冥想、芳香均有研究發現有助益，但最重要的還是充滿擁抱和愛這樣**與人連結**的生活 [59-66]。

還有另一個常見、常被遺忘的**自此不癒**，就是「負面童年經驗」或「**童年創傷**」（Adverse Childhood Experiences, ACEs），這是美國疾病管制局和聖地牙哥永久健康維護組織，共同著手研究孩童時期的身心健康與往後發展出慢性疾病的潛在關係。超過一萬七千名男女，為期兩年，後續追蹤 15 年的大型研究。

現在掃 QR 碼看看你的分數吧！但無論分數多少，復原與療癒都是可能的。

CHAPTER **3**

覺察情緒，用冥想改善疼痛 │ Model Your Brain! Meditation & Moods 重塑大腦

2 分以上	多發性硬化症、第一型糖尿病、橋本氏甲狀腺炎的風險增加 70% 紅斑性狼瘡、濕疹、大腸急躁症、氣喘的風險增加 80% 風濕性疾病的風險增加百分之百
3 分以上	纖維肌痛症風險增加 2.15 倍
4 分以上	癌症可能性高出 2.5 倍 發展出阿茲海默症病患可能性高出 4.2 倍 多 4-12 倍的酗酒、濫用藥物、憂鬱、試圖自殺的健康風險
6 分以上	壽命縮短 20 年
7 分以上	心臟疾病風險增加 360%
8 分以上	三倍的癌症風險

瘴氣

　　順勢醫學中非常重要的概念，可以想像成流傳在家族中的體質或情緒，來自祖先的罹病傾向 [67]，可能是先天的基因，可能是後天的環境。

　　假設你的父母是哀傷憂鬱的，當你遇到壓力事件，你的反應也可能傾向哀傷憂鬱；假設你的父母是暴躁憤怒的，當你遇到壓力事件，你的反應也可能傾向暴躁憤怒；反過來說，假設你的父母是正向積極的，當你遇到壓力事件、扭傷造成的疼痛，你從白紙般的嬰兒期起就不知道可以用哀傷憂鬱或暴躁憤怒的方式去反應，這些都是**學習來的**認知行為模式。甚至你的習慣、動作控制、對人事物的反應也是有遺傳，是繼承學

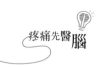
習而來的 **68**！即使沒有模仿效應，小孩也會感受到父母的能量，這些**情緒也會遺傳**（代際創傷）。

登載在《自然神經科學》雜誌上的研究顯示，將第一代的雄性老鼠制約，讓他們聞到櫻花香便電擊；結果發現他們的後代，即使是第一次聞到櫻花香也會顯得焦躁不安，而且他們的鼻子裡有更多偵測櫻花香的神經元，大腦中也有更多偵測櫻花香的嗅覺區域。他們都有**低甲基**的現象，無法藉由**甲基化**來關閉這些與恐懼相關的 DNA 表現 **69**。

傳統上分為四種瘴氣：乾癬瘴氣（psora）、淋病瘴氣（sycosis）、梅毒瘴氣（syphilinum）、結核瘴氣（tuberculinum），這部分就交由專家為你判別吧！可能會給你勢能 200ch 以上的順勢糖球，我也許會額外加上**褪黑激素**乳膏，來突破跨世代的遺傳體質，並治療**代際創傷**。

尤其是若**「你的深層核心」**是**肚臍（腸道）**的話，高機率你的症狀深受**瘴氣**影響，不如開放自己的心胸，給一位順勢療法的專家看一下吧！

此外，根據《心理情緒的疼痛與奇經八脈（暫譯）》提到**衝脈**可用於幫助患者改變基因表現，開啟穴位包括橫骨、公孫、足三里，治療衝脈可以讓我們擺脫繼承傳遞的重擔，甚至可能為子孫後代打破鎖鏈 **34**。

怪奇症狀（Strange, Rare, Peculiar, SRP）

這也是來自順勢醫學的概念，現代順勢療法的先驅 James Tyler Kent 醫師曾說：「患者**最怪奇的症狀必須優先聆聽**。」**70**

言下之意是呼籲醫者，這個症狀可能很奇怪，在教科書上都沒有看過，卻是病人最獨特或最在意的，這樣的症狀必須特別重視，治療好了，病人會特別感謝，也會對你倍感信任，也往往是治療的關鍵。

CHAPTER **3**

覺察情緒，用冥想改善疼痛 ｜ Model Your Brain! Meditation & Moods 重塑大腦

　　面對怪奇症狀，Kent 醫師整理了一本《順勢療法藥典彙編》，整理了各種怪奇症狀，基本上只要找到特定的順勢藥劑，聽說效果都特別好！

　　雖然我也常用順勢療法，但對我來說怪奇症狀最重要的是**聆聽**，抱持同理心與好奇心，聽到症狀中的細節，並且**去查醫學引擎**（例如 PubMed），有時會意外發現有類似的個案報告。一半以上的案例，我透過這樣的方式，在前人的智慧中，找到治療的方法。

　　怪奇症狀又稱**醫學無法解釋症狀**（medically unexplained symptoms, MUS），在醫學上常常會冠上「功能性」三個字，研究指出有兩個以上怪奇症狀者，有五倍以上的機率焦慮或憂鬱[71]。在慢性疼痛的領域，也有許多研究發現怪奇症狀與**自律神經失調**、**中樞敏感化**有關，並鼓勵醫師給予積極診斷、信任病人的感受、告訴病人目前醫學上已知及未知的面向、告訴病人身體與心理的連結。治療方面也是賦權病人覺察、衛教健康的飲食和運動、設立目標（認知行為療法）、舒緩壓力、改善睡眠、避免過度從事某項活動等[72, 73]。

　　同時，我會利用 ART 自律反應測試，重新檢視**七大因子**，因為任何病症都可以在這裡面找到答案。我們也可以用肌力測試的方法，配合**手印檢測**，看看是否是毒素、經絡、脈輪、地場壓力、順勢／花精或芳香療法可以解決。

如何測試你的疼痛是否和地場壓力有關？

　　可用**順勢／花精或芳香療法**處理，利用《能量肌動學（暫譯）》一書提到**花精手印**[74]。

　　1. 確認「**你的弱連結**」現在肌力是弱的。

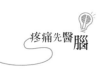

2. 請朋友摸著你的**彈簧韌帶**（spring ligament）（位置如圖所示）之後肌力變強→暗示你的疼痛和地場壓力有關。測試結束後請朋友手移開。

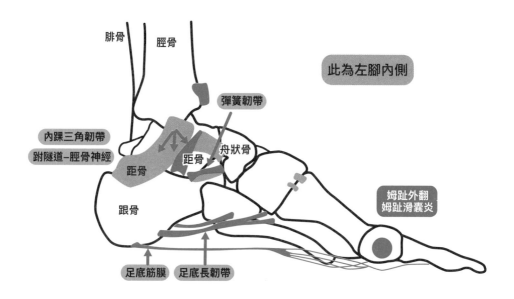

3. 做出**花精手印**後肌力變強→暗示你的疼痛可用**順勢／花精或芳香療法**處理。

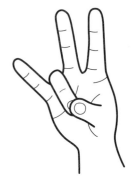

4. 尋找處理**地場壓力**或**順勢／花精或芳香療法**的專家，參考他們的意見吧！

CHAPTER **3**

覺察情緒，用冥想改善疼痛 ｜ Model Your Brain! Meditation & Moods 重塑大腦

前驅／誘發／維持因子（Antecedents, Triggers, Mediators, ATM）

　　每個人都在尋找根因，但到底什麼是根因？對我而言，根因包括 **A.T.M.**，**慢性疾病執著於單一根因是一種病**。你會不斷地在感覺挫折、被背叛、失望中循環，別再執著於結構是逃出的唯一生路！

　　A.T.M. 是來自功能醫學的概念，其實已經分散在這本書個章節探討了！這裡只簡單整理重點。

Antecedents 前驅因子	基因傾向、瘴氣、繼承的家族創傷、童年創傷、過往經驗與記憶
Triggers **誘發因子**	創傷意外、過度使用、身體機械性或功能性不穩定、壓力事件、病原體、毒素、過敏原
Mediators 維持因子	動作控制異常、急慢性過敏原、肥大細胞活化症候群、自體免疫、地場壓力、隱吡咯、粒線體失能、腎上腺疲勞、荷爾蒙失調、低甲基、能量紊亂、被誘發的病毒或病原體分子模式、慢性壓力

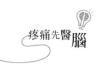

{7} 微生物能量學眼中的自律神經：腸道菌叢的家族排列

我們每個人都是超過160兆細胞組成的「**超級生物體**」（superorganism），其中只有一成是我們人體的體細胞，而其他都是腸胃道、皮膚等等地方的菌叢，有20倍的基因；他們會遷徙、消長，來來去去，有自己的喜好和集散地，並且也有自己的基因表現，製造出不同的蛋白質、神經傳導物質，影響我們的新陳代謝與情緒。

你所做出來的決定真的是你的決定嗎？還是這個「超級生物體」共同的決定？

高達 97% 的腸道菌叢會遺傳的，或許這也是瘴氣的來源之一，也會受到甲基化與環境的調控，藉由**腸腦連結**，掌控神經精神疾病（如帕金森病、失智症）的開關 75, 76。

大腸直腸癌的研究發現，腸道菌從受到病原體、生物膜、腸漏症、脂多糖、發炎物質的影響；而直接補充益生菌，目前研究顯示對癌症沒有太大幫助 77；而且益生菌的補充也是相當個人化的，同樣一隻益生菌對我有效，但是對你可能無效甚至有害 78。這呼應了我們一開始說到的，治療 SIBO 小腸菌叢過度增生，直接吃益生菌常常無效，還是得回歸功能醫學治療策略，從**排毒 5R 療程**開始，目的是平衡。疾病也為我們展示了超級生物體對於改變有多麼抗拒，於是才誕生了 Dr. Ruscio 的**三管齊下**策略（詳見第二章）。

CHAPTER **3**

覺察情緒，用冥想改善疼痛 ｜ Model Your Brain! Meditation & Moods 重塑大腦

　　腸腦連結其中最重要的部分就是**迷走神經**及血液循環，而迷走神經是自律神經中副交感神經最重要的部分。你知道嗎，其實剛剛提到的掌控自律神經的神經傳導物質中，**多巴胺**有 50% 是腸道製造，有快樂荷爾蒙之稱的**血清素**竟然有 95% 都是腸道製造 [79, 80]！因此說**腸道菌叢掌握你的情緒**也不為過！你的情緒也是滋養菌叢的培養皿。

　　我懷疑在不同的歷史文化下，每個國家的飲食、風土條件是否也滋養不同的民族性？由於你的祖先們會攝取適合當地文化的菌叢，養成獨特的個性與情緒，適合生存的情緒又強化你攝取同類型菌叢，菌叢繼承下去，也傳承了情緒，造就不同的家族性，形成跨世代的「超級－超級生物體」。既然我們能繼承祖先的外表、瞳孔顏色、皮膚、菌叢，我們也能繼承他們的信念、思想、情緒、記憶。我想談一下我們該怎麼看待腸道菌叢。

腸道菌叢家人們的家族排列

　　家族排列療法是九零年代德國心理學大師 Bert Hellinger 所發展的一種心理療法，藉由心理劇、直覺和同理、形態共振，可以揭露家庭動力的情境和真相，系統性研究發現能夠**改善心理健康** [81]，甚至有研究發現對異位性皮膚炎、乾癬也有幫助 [82]。

　　我在 2020 年 9-11 月受到家族排列研究中心（Family Constellation Institute）主任、《問題不是從你開始的》作者 Mark Wolynn 的《繼承的家族創傷 Inherited Family Trauma 初階課程》訓練，並且在我的注射肌動學課程的第一天晚上都會有「**家族排列之夜**」，這也是效仿 Dr. Klinghardt 每次自律反應測試課程也有。

　　我不禁突發奇想，既然腸道菌叢 97% 都是遺傳來的，他們不但是我

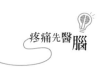

們身體的一部分，更是我們世世代代的家族的一部分，菌叢是你與祖先溝通管道，是否也該跟他們來一場家族排列？

他們也繼承了我們的祖先在經歷各種災難及心理壓力和創傷之後的情緒；反面來說，這些腸道菌叢也是歷經千山萬水後的生還者，調配出最適合我們的成長配方。但就和我們跟原生家庭，有各種愛恨情愁糾葛一樣，這些腸道菌叢跟我們的關係也是時好時壞。當我們吃得好、睡得好、情緒穩定、平衡壓力，善待他們的時候，他們和我們就有良好的互動，回饋給我們更好的神經傳導物質及內分泌，讓腦感到幸福、不生神經精神疾病、擁有良好的免疫力，同時有美麗的肌膚和身材。

當我們亂吃一些垃圾食物、碳水化合物、油炸食物、不該吃的藥物、感染病原體、攝食農藥、重金屬，巨大的壓力，過著焦躁失眠的日夜顛倒生活，你就在破壞和**腸道菌叢家人們**的關係！

練習：跟你的腸道菌叢家人們來場家族排列吧！

1. 舒適地躺在地上，屈膝以放鬆腹部，做三次深呼吸。

2. 問自己以下關於你的腸道菌叢問題：你平常是什麼對待你的腸道的？你曾經發生過什麼感染？你**在乎**這些**病原體**的名字嗎？跟他相關的**未解情緒、毒素**可能是什麼？你有腐敗菌、產氣菌嗎（屁很臭、容易脹氣）？你最喜歡吃什麼食物？你怎麼餵養這段關係？你最喜歡吃什麼發酵食物？你知道怎麼樣讓你的腸道菌叢家人們開心嗎？

3. 問自己以下關於你的慢性疼痛問題：當症狀第一次出現的時候，你的生命發生了什麼事情？你當時最擔心的是什麼？你在這個年紀，你家裡的人有發生什麼創傷事件嗎？最糟的情況是怎樣？如果這個感覺或症狀一直不會走，你最糟的情況會發生什麼事？什麼讓你感覺比較好或

CHAPTER **3**

覺察情緒，用冥想改善疼痛 | Model Your Brain! Meditation & Moods 重塑大腦

更不好？這個症狀讓你不能做什麼，或它讓你想做什麼？ 好了你想做什麼？好了你會有什麼感受？你生命的第一個記憶是什麼？

4. 定向，這一步非常重要！決定你要創造的感受和體驗，是要釋懷的？輕鬆的？溫暖的？開心的？有愛的？

5. 左手沿著肚臍繞一圈，放在你**直覺**想要停留的地方。

6. 右手一根手指插入**肚臍**（象徵你自己，掌握腸道筋膜的**索環**）。

7. 左右手不要離開肚皮，手貼著肚皮拖曳移動，包括上下、左右、深淺、旋轉，用直覺、不批判、沒有道理、沒有原因，讓他們放鬆自由的去想去的地方。感受你的左右手他們想要靠近，或者是背離？

8. 邁向解決之道：像是正念冥想一樣，**用心聆聽**他們想要告訴你的，亦可反覆上述問題，你感受到什麼？臣服於你和腸道菌叢家人們的關係，接受你的感受。

9. 運用 Mark Wolynn 的**療癒三位一體**（Healing Trinity）：Awareness 覺察到你的腸道菌叢家人們跟你世世代代及疾病的關係，Sensation 擁有一個好的**體驗**（定向）然後放大它，Breath 像陽光一樣去感受呼吸。

10. 深呼吸，做一套完整的**情緒排毒敲打**。

不同的家人有不同的個性，他們可能會生氣、哀傷、背棄、離去、死亡，釋放出不同的情緒：被遺棄、被背叛、被羞辱、寂寞、挫折、無能為力、不被愛、沒價值，這些情緒可能是你的祖先遺留給他們的，他們現在也可能再傳給你。當你做**排毒 5R 療程**時，請謹記我們在幫家人做打掃工作，讓家的環境更整潔，然後在這個窗明几淨的家裡，每個人都佔有一席位子，每個人都值得被愛，每個人都值得被尊重。

自律神經失調的人有兩種可能，A 是壓力一直存在，或沒有時間好

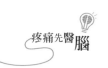

好的治療，從來沒有真正進入衝突化解期，一直處於緊繃焦躁的**交感亢奮狀態**（lasting sympaticotonia）；B 是又遇到一些危機事件，腎上腺疲勞導無法再製造壓力或抗壓力荷爾蒙了，致使身體應付壓力的能力耗竭，身體處於漫長的虛弱萎靡的**持續迷走狀態**（lasting vagotonia）[83]。微生物能量學則是利用平衡微生物、未解情緒，來讓身體自律神經再次回到平衡狀態，彷彿為一直以來辛苦陪伴我們的腸道菌叢家人們做一次家族排列，平衡情緒和家族動力。

釋一行禪師曰：「當我療癒我的傷，也療癒我父親的、未來世代的。結束了這個循環。」

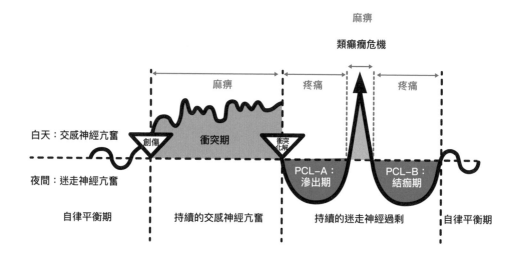

【圖 3-6】**微生物能量學**眼中的自律神經認為：當我們遇到一個壓力事件或外傷，身體會產生一個感覺、情緒，造成腸道菌叢的變化，有人站出來，有人退縮回去，若有病原體則這變化更直接且劇烈；稱之為**衝突期**（Conflict Activity phase, CA phase），此時交感神經較為旺盛。當我們身體自我療癒或接受治療，進入**衝突化解期**（Post-Conflictolytic phase, PCL phase），此時迷走神經（副交感）較為旺盛；最後回復平衡（eutonia）。

CHAPTER **3**

覺察情緒，用冥想改善疼痛 │ Model Your Brain! Meditation & Moods 重塑大腦

{8} 等價理論：
病原體、毒素、未解情緒

Klinghardt 醫學博士 2007 年曾在〈重金屬排毒綜合回顧：我 30 年醫學實踐的臨床精要〉（現在又多了十多年）一文中提到：「每次病患的**心理治療**有突破的時候，症狀都會暫時變糟，出現**排毒反應**，此時他的尿液檢測都會出現超標的毒性金屬，即使沒有使用任何藥劑！」

是乎他提出了他的金科玉律（Klinghardt Axiom）：每個未解情緒或未解創傷都會造成身體無法認識或排除毒素，每一段與家人或朋友的不健康關係或糾纏，都會導致生物體無法自我排毒，因為這些情緒會累積在某個器官，而我們我們知道病原體、毒素也有喜好的器官組織，共生在一起，堆積的情緒會讓這裡血流減少、循環不佳，導致這個病原體、毒素無法排出；這在他所發展的**應用精神神經生物學**（Applied Psycho-Neurobiology, APN）中得到驗證 [84, 85]。

微生物能量學也提出同樣的說法：壓力事件或外傷，使我們身體的某個部位產生一個**感覺**，在大腦與過去經驗連結某種**情緒**，組織內的神經內分泌變化形成獨有的環境，如同培養皿一般，特別適合某種病原體及毒素生存或挺身回應。

也就是說，**病原體、毒素、未解情緒**三者在人體中**共進退**，有個**等價效應**：每個病原體在身體裡，有個相對應的毒素和相對應的未解情緒。僅排除了其中一項，如果其他兩項沒有跟上，就會出現短板效應（又稱

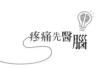

木桶效應），讓身體產生的免疫或心理的症狀。因此，我們更應該覺察自己那些情緒不肯放手。

例如眾所周知的胃潰瘍與壓力、幽門桿菌有關。吃抗生素消滅幽門桿菌現在的標準療程，但是如果你不調整生活形態，不處理你和壓力之間的關係的話，遲早會把幽門桿菌招喚回來。《為什麼斑馬不會得胃潰瘍》一書中便提到，斑馬被獅子追殺的時候，會啟動劇烈的戰鬥逃跑反應，以緊急處理這個狀況。對地球上絕大部分的生物來說，壓力源自於短期的危機，危機結束了，壓力反應就結束。當我們人類預期並擔心未來有壓力的事件時，其實也會啟動同樣的生理反應，而你可以想見，當它被持續性的激發時，那就是個災難！

未解情緒與病原體的關係

常見的病原體及其相對應可能的未解情緒
（Unresolved Psycho-Emotional Conflicts, UPECs）[83, 86]

這部分我覺得很有趣，內容僅供參考。

PAMP 病原體分子模式	可能的**未解情緒**
小腸菌叢過度增生（SIBO）、艱難梭菌 (Clostridium difficile)	我一生中用來保護自己的東西不復存在。我們周圍的幻覺使我無法看到現實，我被困在自己的感知中，我**活在幻覺裡**。 母愛是阻礙，我媽媽很危險。
綠膿桿菌、假單胞菌	在更高的層次上威脅到我的正直誠信。深深的恐懼，我毫無防備、易受傷害的。對死亡的恐懼。

胃幽門桿菌	我受到攻擊，我保護自己卻沒有用。 我不知道如何拒絕一個局外人強加給我的一切，現在他已全面佔據我；我想在我身上摧毀它，但同時我也在摧毀我自己。
EB 病毒（Epstein-Barr virus）	懷才不遇、發狂焦慮、正義魔人。 性別認同的衝突，對性的接受，進入性成熟狀態的入口大門的守護者，缺乏價值感，對存在的深刻質疑。
單純疱疹病毒第一型 (HSV-1)	憤怒、嫉妒和拒絕分離，並害怕表達出來。
單純疱疹病毒第二型 (HSV-2)	憤怒、嫉妒和拒絕分離，性內疚「都是我的錯」，悔恨，未解決的秘密情感、蜘蛛精情節（tantalizing tarantula）。
水痘帶狀疱疹病毒 (VZV)	分離衝突，未消化的情感如同障礙和壕溝，隱藏的憂傷；災難恐懼，失能家庭的自我毀滅生活方式。
巨細胞病毒 (CMV)	分離衝突，無形的家庭忠誠，跨世代的苦難，憤怒，害怕面對。
冠狀病毒	關於領土合理化的衝突，不信任、質疑、被冒犯。
黴漿菌	我的性格是什麼？我為我的性格感到羞愧，「我不值得活」；慢性疲勞、跨世代的怨恨。
弓形蟲	抗拒懷孕的和成人性生活的成熟過程。 背負全世界的責任，力竭地奔跑。

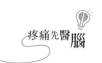

麴黴屬、黃麴毒素	我看到的不是我所希望的。我不接受我如何看待自己。我所希望的夢想在我的眼前消散。
念珠菌	我為我的夢想哭泣。身分衝突，我被困住了。我永遠有是芭比娃娃的錯覺。這種幻想造成自我毀滅。混亂的無頭蒼蠅。
反轉錄病毒（HERVs, HTLV-1）	繼承的家族創傷及弔念、瘴氣、兒時苦難、遭拒，因深深的哀傷而氣力耗盡。

你可能會好奇，知道這個要幹嘛？

當我們感受到一個情緒，腸中的細菌也感受到了，不同的細菌特性不同，會對不同的情緒有不同的激活狀態，有些因此得到滋養，和情緒的關係是非常明顯的，神經質的人有較多的 γ - 變形菌；良心正直與否似乎也與某些菌有關[87]。

就是這一段要強調的，**病原體、毒素、未解情緒**三者要一起處理，身體才會**鬆綁**，你和你的細菌也才願意放下，繼續前行。當你知道了，就有機會**覺察**，就有機會**選擇**，選擇你不需要折磨，才能獲得你想要的東西。

譬如曾經有一位病人，肚子上的左右兩側長了濕疹，怎麼樣都去不掉，抽血檢查後發現單純**疱**疹病毒第一型 IgG 值非常高，表示過去曾經有感染，而且身體還不斷在製造免疫球蛋白對抗牠。藉由 **APN 應用精神神經生物學**的肌力測試回想小時候第一次嘴巴長疱疹，跟兒時與奶奶拒絕分離的感受有關；病原體、未解情緒都有了，毒素的部分疑似跟黴菌毒素或腸毒素有關。他也發現，他害怕與人聯結，因為更害怕分離的感覺，每當有這個感覺的時候，可能就會去擾動這些病原體和毒素（三位

已經一體了），腸胃就會不舒服、皮膚就會起疹子。當他覺察了，就可以跳出這個輪迴。

疾病給人最大的啟示是**改變**，包括對過去生活習慣的改變以及心念上的改變，如果你一直忽視身體要告訴你的事，那歷史只會不斷地重演。

舉辦《信息與能量的和諧樂章──主流醫學遺落的神器》會前會的時候，CoRe 系統發明人兼德國物理學家 Kiran Schmidt 便說：「**生命的反義詞是重複。疾病會打亂這個重複。**」他也同時提到疾病最大的意義，是提升自我覺察和自我連結，所有慢性疾病的根源，都跟「**跟自己失去連結**」有關，找回自體頻率（Eigenfrequency）非常重要。

人不會做對自己沒有好處的事，這個你不願意改變的心念，是不是帶給你什麼好處？很多人是沒有覺察，不願意改變的，那這個緊捉不放的情緒便會不斷放大累積，跟這個情緒連結的器官組織、病原體、毒素，就會像個磁鐵一樣，緊緊跟隨。當你鬼遮眼，就會一再重複一樣的發病的模式，因為**辯解**、**幻覺**、**對抗**，讓疼痛慢性化。當你覺察了，就有機會**改變**，就會啟動**療癒**。

過敏是一種「過度反應」，在情緒靈性的層次，過敏是在感到驚嚇或恐懼時，會採取的策略，久而久之會被制約成「先拒絕以免被傷害」，到最後也可能**對自己過敏**或抗拒自己。請參考下表的相關情緒，部分可能會讓你產生極大的抗拒感，通常**越抗拒代表越說中**，也就越有效。

聯安診所 2019 年統計台灣人慢性過敏原檢測數據，十大食物過敏原有蛋白、蛋黃、花生、蜂蜜、腰果、黃豆、小麥、牛奶、鰻魚、綠豆；急性過敏原則為屋塵蟎、粉塵蟎、羊毛皮屑、貓毛、羊肉 [88]。

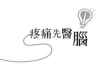

常見的過敏原及可能的未解情緒 [89]

過敏原	可能的**未解情緒**
蛋白	拒絕陽性力量，避免力量與智慧，對三隻腳的憤怒（tripod rage）。
蛋	宿命脫軌，系統性的害怕成功帶來的壓力，避免展示潛能。
牛奶、乳製品	躲避感受，避免示弱，自我排斥，源自於子宮內遭母體排斥。不被接受，「我在世上是格格不入的」，早年被母親拒絕或遺棄，導致於恐懼上帝。
花生	嚴重的自我排斥，迴避愛、親密、富饒，來自於深層的缺乏自我價值。
蜂蜜	沉迷於掙扎，自我剝奪、自我詆毀，甚至覺得自己是邪惡且無價值的。
黃豆	生命偏斜，系統性的自我毀滅，源自於破壞性的失能家庭。
麩質	對世界及「我在這裡幹嘛？」的沮喪不安，源自於糾纏不休的家庭。
大蒜	正義魔人，深層的感受自己是邪惡或不值得的，源自於憤怒的母親。
奇異果	「愛是毒蘋果」，不相信世上有真愛，源自於不值得信任的父母。
貓	深植的母親恐懼，可能衍生出「不想和媽媽一樣」般拒絕陰性力量，避免愛與害怕被吞噬，對洞穴的憤怒（cave rage）。

CHAPTER **3**

覺察情緒，用冥想改善疼痛 ｜ Model Your Brain! Meditation & Moods 重塑大腦

如何深化覺察力？

在 2022 年我們台灣增生療法醫學會的年會中，從鄧惟濃醫師演說中得到啟示：**斷面構思法**（cross-sectional formulation）提供了一個深化你在當下情境，思想、情緒、身體感覺和行為之間相互作用的覺察。每當疼痛發生時，把它記錄下來吧！

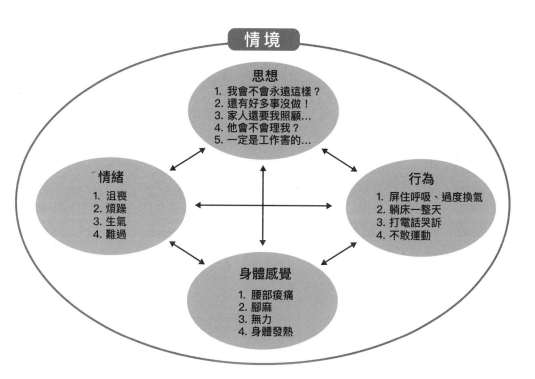

【圖 3-7】**斷面構思法**：以腰痛為例，它給你什麼樣的思想、情緒、身體感覺和行為表現？可以覺察一下其互動關係，是否有**次級獲益**或任何對壓力事件的**固定反應模式**？可以如何設立目標，設好了你想做什麼事呢？

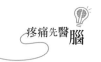

﹛9﹜醫學實證讓疼痛永遠不會好的情緒有哪些？

1.完美主義與恐懼

許多研究發現慢性疼痛、纖維肌痛症的患者常有完美主義的特質，傾向把焦點放在錯誤上，會造成焦慮、放大疼痛並把它災難化等等現象，因此也與疼痛嚴重度、疼痛復發、動作恐懼、失眠有關。**90-93**

完美主義本來也不是件壞事，妥善運用可以讓你做事更嚴謹、更仔細，有許多成功人士也有這樣的特質。問題出在於當完美主義者碰上慢性疼痛，會過度警覺，啟動杏仁核的負面偏見，劫持在偵測危險訊號的狀態，傾向把現有認知結合在過往經驗上（認知混淆），然後得出「這個疼痛永遠不會好」的結論。那根本就是「認知行為療法的相反」，原本是小目標小贏，可以刺激我們的快樂中樞，改變大腦的壞習慣來改善症狀；而完美主義者則是著眼在每一個小輸，負向刺激大腦，強化大腦的壞習慣（**疼痛災難化**）來惡化症狀！

災難化一直以來也是下背痛的**黃旗指標**，這樣的**恐懼迴避信念 (fear-avoidance belief)**，會阻礙疼痛恢復能力 **93** 是列在醫學教科書裡的，是時候告訴大家了。完美主義的人也傾向放大疼痛可能帶來的災難，故稱**疼痛災難化**，他們最常在診間問的一句話就是「不治療會怎樣？」「最嚴重會怎樣？」「我會不會癱瘓？」「我會不會中風？」 在在聽出背後深深的恐懼，而吹毛求疵的性格又會追求治療到「零疼痛」，還有

CHAPTER **3**

覺察情緒，用冥想改善疼痛 ｜ Model Your Brain! Meditation & Moods 重塑大腦

一丁點的疼痛就會覺得自己還沒好，不敢找尋新的生命平衡點往前邁進。但是要知道你不需要治療到零疼痛，也可以好好過生活。**想要無痛，其實是想要回到美好過去。但這份想望，也讓我們忘了疼痛要傳達給我們的訊息 34。**回到過去，不如前進。

恐懼會遺傳，源自於深層的**不安全感**，那是祖先求存所需，把這份當時有用的發炎基因遺傳給你，你的生命也經歷許多壓力事件開啓這些基因（恐懼也和許多自體免疫疾病、高血壓等心血管疾病有關 94），現在這些事件都已經過去，請對自己說：「我在宇宙中的任何空間都是安全的，**我在宇宙中的任何時間都是安全的。我已通過考驗，現在，我準備好前進！**」（可搭配排毒情緒敲打 https://reurl.cc/A755aZ）

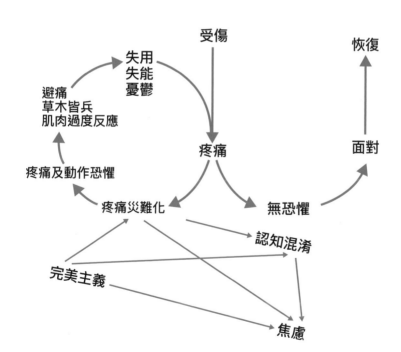

【圖 3-8】完美主義和恐懼會強化疼痛災難化、失能、疼痛、憂鬱，使疼痛陷入惡性循環永遠不會好。跳脫出恐懼，勇於面對，才有恢復的機會。

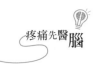

佛羅里達大學曾以病人視角，針對上百位慢性疼痛的病人做過研究，定義出平均**疼痛指數只要減少 3.4（改善 56%）便是成功的疼痛治療**，因為在疲勞、苦惱、對日常生活的干擾上已達有意義的改善，研究更直指疼痛已大幅改善病人卻不滿意，通常是**有其他領域的需求未被滿足**而非疼痛本身 [95]。

當你期待世界是完美的，你可能會無奈失落；當你期待別人是完美的，你可能會挫折失望；當你期待自己是完美的，你可能會無助痛苦。

此時可以參考日劇《熟女不嫁》第三集談到「約會的奧義」：**反而很開心**。凡事都有正反兩面，例如想去的店沒開，旁邊的店嚐鮮冒險反而很開心，就算踩雷了反而很開心，可以跟當作朋友吐槽的話題，不完美都可以有它的美妙之處，順應生命之流反而很開心。

除此之外，完美主義也是**低甲基**（undermethylation, 甲基化功能低下）的重要特徵 [96]，甲基化功能與疼痛更是有密切的關係，本書的下一章會提到。

2. 受害者情結（與其英雄情結的豬隊友）

車禍後常見**鞭甩症候群**（whiplash-associated disorder, WAD）造成頸椎長期的不適，日本研究發現：覺得錯都在對方身上的人，竟然比覺得自己也有一部分責任的人，康復能力較差 [97]！

已經有數不盡的研究發現纖維肌痛症和童年創傷、被霸凌經驗有關，64% 的纖維肌痛症患者長期處於「受害者」的狀態，不敢為自己發聲，卻又怕被忽視 [98]，**疼痛能讓他們被看見、被關愛**。臨床上我也遇過纖維肌痛症的患者，覺得自己非常羸弱可憐，看完診之後細挑所有的毛病，接待人員的一絲一毫微表情或用詞遣字稍有不慎都超級敏感，什麼都可

CHAPTER **3**

覺察情緒，用冥想改善疼痛 ｜ Model Your Brain! Meditation & Moods 重塑大腦

能刺傷他的心，感到不愉快、被欺負，覺得所有的錯都在別人身上；遇過最誇張的是不願為自己的決定負責，內心常 OS ：「這樣的事為什麼總是發生在我身上？大家為什麼都要這樣對我？」

而且我詢問之前看過她的醫生，才發現這已不是第一次；診間只是人生的縮影，這樣的事情在她的人生**絕非偶然**。剛好這幾位是女性的病人，事後總會有她們的男朋友來批評或留言（而非她本人來溝通），儘管她男友只聽轉述不在現場，還是氣得莫名，而不是理性地想了解事情原委，儼然是想當替她出氣的英雄，俗稱腦粉，這對支持彼此的成長是完全沒有幫助的。

我觀察到，有受害者情結的人，**潛意識（難以自覺）**讓自己處於病痛的狀態是有**甜頭**的（次級獲益），疼痛時感到安全、逃避責任、「我是好人」（他們都是壞人），好處多多，所以大腦養成了這個養尊處優的壞習慣，**ON 細胞全開，疼痛對他求存超棒的，怎麼可能好**！為虎作倀的是，通常這樣的人身邊會出現一位**英雄情結**的男／女朋友，替他／她打抱不平，出一口氣。受害者情結本就已經夠難覺察了，又遇到這樣的另一半，讓他／她深陷在受害者的狀態無法自拔，因為處在受害者的狀態還有人來英雄救美，實在太爽了！「受害者－英雄－壞蛋」這樣**卡普曼三角關係**的精彩劇本誰不喜歡？

根據瑞士起司理論 (Swiss cheese model)，任何嚴重災難或意外的發生，從來都不是單一原因造成，而是多重原因就那麼恰好同時出現。你會發生當初的病痛，也是多重原因的共時性所致，這些原因一部分在對方，一部分在你；以車禍為例，你快 1 秒或慢 1 秒，事件可能都不會發生。

請特別注意，這裡不是叫你不要追究車禍的法律責任，法律上該釐清的還是要釐清；這裡是指**情緒上的**，過程是相當賦權的、有力量的，

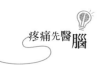

擺脫掉一切我都無法掌控的受害者情結，騰空在宇宙的宏觀角度，用鳥瞰的第三者視角看整件事經過，或許就會看見這件事情帶給你的意義，甚至看見**「你」是怎麼讓事情發生的**。如果你願意去看，你就會看得見，尤其是跟疾病的關係。

曾有病人接受治療後，因聽我說有**醫療不確定性**，無法 100% 保證療效（事實上任何正常的醫師都不會跟你保證 100% 療效，神棍倒是有可能），只能從目前有的線索，推敲出最大的可能性，**醫病共同決策**出成功機率最大、最符合你的病理情節、你也最能接受的治療方式。

我每項治療都是有憑有據，但病人竟然說是實驗性治療？如果有個百分之百確定的讓你好的治療方式，醫師還不幫你做嗎？舉例來說，治療纖維肌痛症、皰疹後神經痛、三叉神經痛、複雜性局部疼痛症候群的藥物，均是有些人有效，有些人無效，本來就**不試永遠不知道；當利大於弊、風險可承擔**時，嘗試看看，完全符合醫學常規。臨床上當醫師開這些藥時，卻有些人表達出「**當白老鼠**」的感覺，這四字就是關鍵字，因白老鼠是毫無掌控權的，生命操縱在別人手中，是個完全的受害者。從那刻起，我就明白了，明明是跟你討論出可能性最高的治療方案，你卻覺得你是當白老鼠，這是**變相的受害者情結**，這樣的人永遠不會好；因為他不願自評風險並為自己的病症負責。

《逆轉自體免疫疾病》的作者潘茉・吉波拉得了多發性硬化症，原本被宣判要終其一生坐輪椅。她的朋友問了她一句：「你覺得你是怎麼得到這個病的？」讓她十分錯愕且氣憤，覺得朋友竟然質疑她得這個病是她自己造成的？後來她努力蒐集資料，上遍全美各種自然醫學課程，才發現原來**是自己**一直以來的毒素、飲食等生活習慣出問題，造成她得病。於是她扛起**責任**，一點一滴改變自己，終於戰勝病魔，逆轉命運。還出了一本這麼好的書，幫助更多人。

CHAPTER **3**

覺察情緒，用冥想改善疼痛 │ Model Your Brain! Meditation & Moods 重塑大腦

受害者是把自己當作無能為力的螻蟻，覺得「我會這樣**都是別人造成的**」，任人宰割；現在，你是領導者，引領自己生命的走向，你要走去哪？生命療癒的力量在你手上，你能不能像潘茉 • 吉波拉一樣幫助自己、幫助別人？

蘇格拉底說「未經審視的生命不值得活。」

(An unexamined life is not worth living.)

現在我問你一樣的問題：**「你覺得你是怎麼得到這個病的？」**

3. 憤怒

一位顏面僵硬的女性，每次來所有人都可以感受到她的憤怒。我可以確定她身體處於劇烈的發炎狀態，證據是不但超音波下可以看到許多神經發炎，打了類固醇她的症狀才會改善。許多研究顯示，**憤怒本身就會讓身體慢性發炎** [99]，憤怒的意義是遇到不公平的對待，想要劃清界線；你當然可以憤怒，但就像前面說的，情緒來來去去，不應緊捉不放，長期憤怒就會長期發炎，無法消散。這樣的**未解情緒**，也全然**身體化**成為她的症狀：無法微笑。

正如保羅 • 科爾賀（Paulo Coelho）說的**「掉進河裡不會讓你淹死，沈溺在河裡才會。」**

以我的觀點，如果她無法解開這個情緒，也無法從根本解除她的發炎反應，永遠不會好。

《當下的力量》作者艾克哈特 • 托勒（Eckhart Tolle）曾說：「憤怒之下，必有傷痛。」

醫界很早便注意到憤怒會增加 2 倍以上心臟病的風險 [100]，並且與急

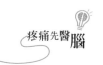

慢性疼痛高度相關。早期從負面情緒、心理動力學等方式來解釋，但近期發現內源性類鴉片受器失能、中央脂肪組織、肌肉特異肌肉反應性、遺傳學等生理基礎因素，更是憤怒造成疼痛的主要原因 [101]。

我們前面提過，**前扣帶迴**與**情緒性疼痛調節**息息相關，該處的**類鴉片受器**除了能緩解疼痛，也與**憤怒表達**有關。所以**內源性類鴉片受器失能**可能**提高疼痛敏感度，且喪失調節怒氣的能力**。實驗性誘發疼痛時，也發現憤怒者會無法產生內源性類鴉片（即一般熟知的**腦內啡**）來止痛，比能夠產生腦內啡的人多了 **57%** 的疼痛度。

剛剛講的是外顯型的憤怒者，怒不可遏會爆發罵人的那種 (anger-out)；可是怒氣壓下來就沒事了嗎？不，其實壓抑內心怒火的人 (anger-in)，也會增加對疼痛的敏感度，包括纖維肌痛症的患者 [102, 103]；不攻擊別人，就轉向攻擊自己！可見最重要的不是能否控制你的怒氣，而是先覺察自己有這樣的現象，然後選擇一個健康的方式去釋放。

在更年期女性中，憤怒更會讓內臟脂肪含量增高，身體慢性發炎，都可能與慢性腰痛有關，並增加糖尿病的發生率 [101, 104]。男性憤怒在佛洛伊德及榮格的理論裡，認為可能跟怕被蔑視、感到無能為力、閹割焦慮的有關，這也呼應「**暴躁男症候群**」研究發現容易發生在疲勞壓力大、低睪固酮的男性身上，或許易怒的男性也該檢查看看是否有睪固酮低下的問題 [105, 106]。

腰脊柱旁肌肉是憤怒時的**反應肌**，會加劇疼痛；可能跟我們演化以來，憤怒時準備站起來罵人或攻擊有關，所以生氣時**如果你站著就坐下，如果你坐著就躺下**，將骨盆前後傾擺動以放鬆腰部，我就不信你躺著還能抓狂 [107]。當然也有許多憤怒管理的辦法，例如深呼吸、從 1 數到 10、時間暫停、喝水等等方法都有人提出；我特別愛《抓狂管訓班》這部喜劇電影，有空可以觀看。

CHAPTER **3**

覺察情緒，用冥想改善疼痛 ｜ Model Your Brain! Meditation & Moods 重塑大腦

4. 羞恥與高敏感族群

　　意識能量學的宗師大衛・霍金斯醫師（David R. Hawkins, MD, PhD）在《心靈能量：藏在身體裡的大智慧》書中將羞恥列為**能量最低的意識**，那是最接近死亡的意識，處於羞恥的人自我價值感低，傾向用自我懲罰與自我折磨來紓解疼痛，又用疼痛來紓解內疚罪惡感，每每靠近療癒反而會退縮，容易受到死神桑納托斯的誘惑 108。在我運用注射肌動學的治療經驗中，「羞恥」這個情緒最容易窩藏在**泄殖腔**，那是離心臟最遠，將我們不願意面對的情緒隔離的地方。泄殖腔由生殖系統及排泄／排遺系統所組成，所以有生殖器、膀胱、肛門、直腸困擾的人，也容易產生羞恥意識，應至少提高到**驕傲與勇氣**，否則慢性疼痛的治療將無比艱辛。

　　肛門直腸與骨盆腔疼痛主要分四大類型，如節錄自《梅約診所學報》的下表 109，屬於疼痛治療中的難症。其他的疼痛與憂鬱症或情緒障礙的重疊率是三到六成，但這一類私密處的疼痛，比例更高，羞恥與憂鬱更是相關，越羞恥越憂鬱 110！如果你有這些部位的疼痛，還不願意面對你的情緒問題，只想靠吃藥或打針就會好，不願意同時處理病原體、免疫、荷爾蒙、迷走神經、情緒、安全感、家庭動力等議題，那就會永遠疼痛。相信很多臨床醫師都有同感。

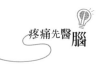

	提肛 肌症候群	痙攣性 肛部痛	間質性膀胱炎 ／膀胱疼痛症 候群	慢性前列腺 炎／骨盆腔 疼痛症候群
好發年齡	30-60 歲	任何年齡	45-60 歲	50 歲以上
性別	女 ＞ 男	女 ＝ 男	女 ＞ 男	男
疼痛位置	肛門直腸	肛門直腸	恥骨上區域， 可延伸至骨盆 腔及生殖器外	會陰部，可 延伸至骨盆 腔及生殖器 外
症狀 加重因子	坐太久、壓 力、性交、 排便、生產、 手術	壓力、焦慮	特定食物和飲 料、壓力、性 交、月經	排尿、射 精、壓力

　　值得一提的是，**間質性膀胱炎／膀胱疼痛症候群**臨床上常見，也是疼痛治療中特別困難且複雜的一群，許多婦產科及泌尿科醫師也注意到它對身心靈的影響，但相關療法（例如正念減壓、催眠療法、張嘉峰醫師研究中的**認知行為療法**）對疼痛本身似乎無法改善太多，但對整體滿意度是大幅提高的 [111, 112]，也就是本書一再強調的「疼痛無可避免，**折磨是你選擇的！**」你可能還會痛，但你再也不會被折磨了。

　　肛門直腸與骨盆腔疼痛中無論是哪一類型，目前也發現和**肥大細胞活化症候群**造成的表皮細胞失能、中樞敏感化有關；已退休的微生物學博士 Paul Fugazzotto 就曾在美國的哥倫比亞婦女醫院秀給 Ruth Kriz 看，間質性膀胱炎患者的膀胱切片中，充斥著大量、大量、大量的**肥大細胞** [109, 113, 114]。

　　泄殖腔無法同步的人，通常呼吸也無法同步，常是高敏感族群，頗適合顱薦椎療法、生物等同性荷爾蒙療法、神經療法、瑜伽、花精、順勢療法等訊息及能量治療。

　　顱薦椎療法裡提到**原生呼吸**（Breath of Life），又稱原始呼吸系統（primary respiratory system, PRS），包括腦脊液、脊髓、張力筋膜、顱骨、薦骨的節律及可動性。治療師藉由中長潮的平衡與共振，讓原生呼吸展現其治療力量，能夠跟最深層的靈性及宇宙意識結合 115。若你想要體驗，最直接的方法就是找顱薦治療師；或先買個**靜止點引導枕**試試，網路上也有人教用兩顆網球及絲襪自製這樣的引導枕。我曾採用**生物動能顱薦骨共振**療癒，便多次處於長潮及連結宇宙意識的無重力狀態，那是一種極為放鬆、活化副交感神經的漂浮狀態，對於慢性疼痛、頸椎痛非常有幫助且效果持久 116, 117。

　　對於**高敏感族群**，許多可能已經開始涉獵身心靈穩定的叢書或課程了，我只有幾句忠告：「請覺察當下的情緒來源是別人的還是自己的？」你老是覺得你對別人的情緒很敏感，但白紙般的嬰兒從來沒有體驗過的情緒是無法感受到別人也有這個情緒的，**沒有體驗過就無法共感**，所以你是跟自身的什麼經驗連結？如果這情緒是別人的，你不需要替他承擔。共感有什麼好處（**次級獲益**）？

　　同時也要提醒，如果體質敏感到影響日常生活，可能有肥大細胞的問題。曾經遇過自稱「超級共感人」的個案，結果一做**神經傳導物質**檢測，發現**組織胺**含量超高的，這本來就跟敏感有關的神經傳導物質，難怪超級共感！深究後發現有病毒再活化、中樞敏感化、**發炎體**被打破平衡分子過程（homeostasis-altering molecular processes, HAMPs）活化有關，但這是可以治療的（詳見第二章）。

　　許多慢性廣泛性疼痛的患者長期受到親友的異樣眼光，多少都有點

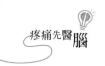

羞愧的感覺。一篇研究就發現運用身體覺知療法、運動、放鬆技巧等，能夠讓病人**從羞恥到尊重**，改善自我形象及對社會環境溝通的能力，是個非常**賦權**的過程 [118]。

能量吸血鬼（energy vampire）

綜合以上，導致慢性疼痛永遠不會好的四種情緒包括**完美主義與恐懼、受害者情結、憤怒、羞恥與高敏感族群**。還有一類人是上述特質的極致表現，因此我認為更是永遠不會好的族群。

許多醫師都有這樣的經驗：看完一位病人後，感覺能量大量被消耗，不是身體上的累，而是**能量被榨乾**的感覺，看完之後會嘆氣、呆滯、想大吃、想大睡，長期看這樣的病人則會陷入無止境的疲憊循環。

這就是**能量吸血鬼**。這名詞近年來在美國自然醫學界廣泛使用，他們有以下特質：**受害者情結、自我中心、愛支配或控制他人、戲劇化、愛批評他人、具侵略性、善變、非理性**，精神科醫師 Judy Tsafrir, MD 和 Christiane Northrup, MD 則認為，這樣的病人可能有**人格障礙**，尤其是自戀型、戲劇型、邊緣型、反社會人格 [119-121]。他們疾呼請放棄治療這樣的病人，唯一的方法就是當機立斷地停止與這類病人所有互動。聽起來很無情，但想想：連上述世界知名的精神科專家都束手無策，你是不可能治癒他們的；你只能選擇你要不要保護你自己，保護你的員工？因為他們也很有可能被掏空。

他們深信自己沒好是你的問題，與自身無關，自己沒有責任。家人或伴侶往往是最辛苦的，因為他們常被情緒勒索著，難以抽身，甚至對他們的痛苦感同身受；這樣的**吸血鬼－共感人配對關係**（vampire-empath relationship）長此以往，使身體處於慢性壓力及發炎狀態，容易誘發自

CHAPTER **3**

覺察情緒，用冥想改善疼痛 ｜ Model Your Brain! Meditation & Moods 重塑大腦

體免疫反應、關節炎、纖維肌痛症等 **121**。

　　能量吸血鬼的內心是無止境的黑洞，永遠填補不滿，你再給他怎麼樣的愛與耐心，他反而會利用來**操控**你，**不斷地索取**、掏空你；給他們再多正能量也沒有用，因為他們根本抓不住，隨即蒸發。他們的確痛苦且不快樂，但壓根不想變好，只想拖你下水。當你成功脫離，請務必按照《對我有用的技術》一書中的方法切斷所有的**神魂索**（psychic cords，或稱能量索、能量紐帶）**122**。

　　音樂界比精神醫學界更早發現某些人具這樣的特質。美國知名歌手肯尼・羅傑斯說：「你必須知道什麼時候留著他們，知道什麼時候隔絕他們，什麼時候走開，什麼時候逃跑。」

Why you need this disease?
痊癒的關鍵：拒絕傷病的甜頭

黃獻銘醫師　鍼還中醫診所院長

我的醫療哲學，是從這個概念出發的：「人不會做對自己沒有好處的事。」

我想從一個治療高血壓的故事說明：

一個八十歲的老先生原本穩定的血壓，莫名地高到收縮壓近兩百毫米汞柱，口服降血壓藥降不下來，需時不時去醫院用靜脈注射降壓藥控制，也被處方過用清熱瀉火、平肝熄風的藥方，血壓依然維持在高點。

如果我們用「感覺評估」來看高血壓這個現象，會感覺起來跟「火氣大」、太旺、能量太強的範疇比較像，需要用「瀉法」減去太高的能量。但在這位老先生身上卻無法奏效，我們還能怎麼思考呢？

在「人不會做對自己沒有好處的事。」的原則之下，我思索著高血壓能為這老先生帶來什麼好處，也就是什麼樣的情況需要高血壓呢？答案就是「身體某處血壓太低」，故需要提高整體血壓來澆灌某處血液不足的組織。

冷靜下來觀察老先生，果然有脈微、肢冷等等「寒象」，才放膽用溫陽利水的真武湯，數劑血壓回復到一百卅毫米汞柱左右，但一停藥又會上升到一百五十毫米汞柱左右，再觀察到老先生胸椎與腰椎活動範圍受限，與右腳筋膜受傷有關，推估是右腳受傷後扯緊了脊柱，讓脊柱周圍的血液灌流受阻。

搭配針灸與手法治療老先生右腳到脊柱的筋膜結構，使其通暢，並繼續服用真武湯。老先生血壓從而穩定在一百卅毫米汞柱左右，追蹤年餘也從未再需要中西藥降血壓。

CHAPTER **3**

覺察情緒，用冥想改善疼痛 ｜ Model Your Brain! Meditation & Moods 重塑大腦

在一般常識之下，高血壓是不敢用溫熱藥的，但中醫講求的是「善診者，察色按脈，先別陰陽。」（《素問・陰陽應象大論》）在病症的表相下需深入探求本質，至少把陰或陽的趨勢掌握，不要被表相牽著鼻子走。而疾病的本質，我認為總是與「求存」有關，雖然包含許多痛苦，但總是為了某些好處而存在。

「人不會做對自己沒有好處的事」之概念，我是在王醫師的醫療哲學，以及他推薦的課程中體驗到的。原本這只是協助人認識自我的工具，比如在被一些情緒困擾時，可以反過來想想這些情緒是為了帶來什麼好處而產生的，但回到診間，我發現這在治療上開啓了另一扇窗。

我認為中醫治療病痛的主要價值，並非陰陽五行之類的概念，而是東方常見的「見山不是山」、「諸相非相」的整體觀念。

我主要治療疼痛的概念，學自王偉全老師、林兩傳老師、陳聖賢老師、張惠琴老師指導與啓發，分別有結構治療（傷科、外科）與中西內科範疇。

無論中醫的內外科，必然從「整體」去看待疼痛，也就是頭痛可能要從腳開始考慮，腳痛可能要從內臟開始懷疑，用現代的語言來說，中醫一開始就是走「整合醫學」的概念。

一個疼痛的產生，必然患部有著張力拉扯痛覺受器的客觀事實，但診斷的重點，在於這張力的源頭在哪？治標與治本的差別，也在於醫治的目標是該張力，或是「張力的源頭」。

具體來說，在每個難癒疼痛前用 BCG 的三個思惟工具來自問，可能產生不一樣的結果：

1.Is it true?

2.So what?

3.Why so?

比如我治療過許多被診斷為頸椎間盤問題，導致神經壓迫產生的肩頸疼痛與手麻，若做過常規治療卻效果不佳，往往是把「該頸部張力問題僅歸咎於頸部」的思惟下產生的結果。

「頸部疼痛張力來自頸部」，Is it true? 如果是，治療頸部或該有更好效果；是外傷造成的局部組織損傷？ So what? 若真的如此，經驗中其他類似外傷病史的病人都有類似的結果？外傷可帶入任何懷疑病因。

Why so? 頸椎本身結構受損而產生張力與疼痛是事實，而什麼情況會產生張力傳遞到頸部呢？

從 Why so 的命題出發時，會發現在中醫的經脈與經筋學說（即探討內臟、體表，結構與能量的整體關係）、與當代日漸豐富的筋膜解剖概念指導下可以發現幾種可能性：

來自遠端的張力：來源自橈尺骨錯位的張力，可扭轉手臂經筋一路往上到頸椎；來源自腳與骨盆的經筋錯位亦然；內臟（常見腸胃）因發炎產生張力，沿著深前線往上合擊於頸椎；風寒外感導致皮膚張力上升（王醫師書中常提到感染對疼痛的影響，有概念上的印證）；七情內傷，情緒產生的張力或導致核心肌群的失能，進而導致代償（王醫師書中的情緒對大腦與深層核心的影響）……種種原因都可能讓頸椎結構即時在沒有外傷之下，仍能產生筋膜結構的張力，進而產生疼痛。

綜合以上原因，在結構上，「歪掉要喬（徒手或運動治療）、壞掉要修（增生療法或針灸、用藥）、修不好再考慮換（手術），外感內傷（風寒、情緒或內臟）用藥」的中醫治療與轉介的原則就會建立。王醫師的疼痛金三角：結構、情緒、化學的總綱則有更完整的闡述。

細究之下，即使疼痛發生的突然，這些張力來源都不是一朝一夕就能產生，都是為了迎合或保護身體的壞習慣，而疊加到超過人體忍

CHAPTER **3**

覺察情緒，用冥想改善疼痛 │ Model Your Brain! Meditation & Moods 重塑大腦

受範圍的結果。

　　甜頭總有代價，人不會做對自己沒有好處的事。

　　王醫師本作中延伸前作《重啟超人自癒力》的內容，做了更深更廣的闡釋，許多概念能支持到許多傳統醫學，我看了大呼過癮，因為實證的印證會讓中醫更充實。

　　我一直堅信醫學沒有中西之分，王醫師的研究與總結，讓疼痛表相之下揭開了許多看不見的訊息，讓我想起金剛經所謂「若見諸相非相，即見如來」，這對醫者與病家皆是福德。

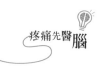

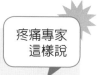
疼痛專家
這樣說

巴赫花精：病由心生醫病先醫心

林建榮 巴赫教育學苑創辦人

　　某次到診所進行花精的交流，談起如何應用在憂鬱症、躁鬱症、身體症狀、情緒障礙……等個案的經驗談，診所的的同仁都相當認真，雖然只是交流但希望讓他們能有感的知道花精是什麼，當下決定讓同仁們貼敷花精在神門穴上[1]，體驗花精透過經絡帶來的肩頸的放鬆。

　　貼敷是花精的外用法，八成以上的人會感受到花精能量的在身體上的傳導，十分鐘過去後確認大家的情況，如我所述大部分的人是感到放鬆的，有的是感到刺痛、電麻、發熱這會因個人體質而定。

　　近期的一次，王醫生說很感興趣希望能為他諮詢開出適合的花精，談話後針對車禍後遺症及身心疲勞為療癒的方向，給出了膀胱經及三焦經[2]的經絡花精處方一瓶。一段時間後，他的回饋讓我印象深刻。他說這瓶經絡花精是他用過的能量療法中最放鬆的其中一種，無疑是對花精的肯定，說真的花精對人體帶來的幫助案例已多到不勝枚舉。以下就和大家介紹花精與個案分享。

巴赫花精（Flower remedy，Flower Essence）

　　花精之父是二十世紀英國一位知名且有洞見的醫生──愛德華‧巴赫（Dr. Edward Bach，1886-1936），他是西醫內外科的醫師、細菌學家、免疫學家及順勢療法醫師，著名的醫學成就是研究出七種的腸菌病理製劑（bowel nosodes）及花精療法。

　　透過淨化腸道毒素改善慢性疾病 (關節炎、風濕病、頭痛等等)，從數百的病例中獲得了驗證，他以創新的診斷法免去繁瑣的理學檢查的方式，提出「治療病人而非疾病」的概念，觀察患者的個性及談話

瞭解心理狀態，就可開出適合患者的腸菌病理製劑，被醫學界普遍採用，在順勢醫學上的聲望逐漸提高享有盛譽被稱爲「赫尼曼二世」（second Hahnemann）。

巴赫醫生並沒有滿足現況而停下醫學研究的腳步，病理製劑的成功讓他更積極思考及尋找天然的藥方。他理想中的治療應該是溫和的、無痛的和良性的，因而離開實驗室的細菌研究轉爲走進大自然中開始研究植物，希望尋找到能夠替代病理製劑的草藥，從 1928－1936 年間已神農嘗百草的精神研究出三十八種花精，並在臨床上應用在患者上獲得許多正面的迴響，最終完成了新的治療體系「巴赫花精療法」。

巴赫醫生認爲主流醫學的缺陷只著重症狀的治療，處理「表象」問題，而非疾病的「起因」。在多年的臨床經驗中領悟到：「絕大數的疾病皆起源於失衡的情緒。」而有了治療人而非治療疾病的想法，從失衡的情緒下手才能讓患者眞正恢復身心的健康。正所謂病由心生，醫病先醫心。

花精是科學基礎的生物療法，歸類在信息醫學以振動物理能量來詮釋生命現象，將大自然花朵的訊息轉換成正向的能量導入經絡系統，釋放至全身產生共振現象，提升免疫系統、內分泌系統、中樞神經系統、邊緣系統的運作功能，將卡住負面情緒提升爲無阻礙的自然流動，以達到平衡身心的最佳狀態。

而我原本是一般的上班族，偶然的情況下接觸到花精並讀到一本自我療癒 3 的書籍，書中的談起療癒觀點與我的價值觀十分的切合，重複閱讀過程好似內心的召喚，不久後便離開了安全穩定舒適圈，從此開啓了個人尋找意義及使命的旅程。在 2016 年走訪英國巴赫花精中心尋根之旅，這是花精發源地留下前人的足跡與印記，參訪的過程接觸到原生的植物更加確認以傳承花精爲個人的使命。

我是一位花精情緒療癒師及講師，同時也是一位生活目標教練，

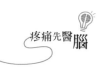

花精療癒過去積累的情緒記憶，而教練重視現在與未來的方向及目標。讓療癒可以穿越過去面對現在及展望未來，在身心靈全方位的調整下三者平衡是保持健康的基本要素，同時爲強化身體及面對恐懼開始維持三年多的拳擊訓練，透過不斷的對打、比賽，適應在腎上腺素飆升情況下，依然保持冷靜與放鬆的鍛鍊，在訓練過程中花精幫助我聚焦與鎖定，保持有意識的攻擊、閃躲與跳動，當我練習受傷時也會用花精來舒緩自身的疼痛感，花精早已融入我的生活中。

個案分享一

憂鬱症 A 女，開刀後產生了憂鬱去看精神科吃藥後仍不見好轉，覺得吃藥讓人昏沉無力及無法思考並不斷有輕生的想法，因而來請求協助。會談後依情緒辨識給予花精處方，A 女回饋花精爲她帶來重生的感覺。

· 花精處方

高度敏感與恐懼：白楊 Aspen、构酸漿 Mimulus、岩薔薇 Rock Rose
對生病感到內疚自責：松樹 Pine
不知爲何而活：野玫瑰 Wild Rose
憂鬱身體無法動彈：芥末 Mustard
對於治療過程中的絕望：甜栗花 Sweet Chestnut

個案分享二

長期失眠 B 男，對自己及他人的要求很高有些強迫症的傾向。出門前必須完成例行清單的內容，有頭痛、胸悶、胃食道逆流等症狀，

晚上會醒來很多次希望能夠有好的睡眠品質，友人推薦下因而來請求協助。會談後依情緒辨識給予花精處方，B 男回饋花精能夠睡的比較深起來的次數也減少。

・花精處方

創傷經驗：伯利恆之星 Star of Bethlehem
自我要求高：岩水 Rock Water、馬鞭草 Vervain
蠟燭兩頭燒處在高壓下：榆樹 Elm
莫名焦慮不安：白楊 Aspen
身體疲累：橄欖 Olive
無法停止憂慮：白栗花 White Chestnut

個案分享三

恐慌症 C 女，自己開公司經常要與廠商協調事務感到壓力大，目前自律神經失調正在服用抗焦慮的藥物，希望能夠不焦慮好入眠，會談後依情緒辨識給予花精處方，C 女回饋原本凌晨 2：00 才會睡著現在不到 23：30 就想睡了。

・花精處方

不允許自己休息：橡樹
身心精疲力竭：橄欖
擔心發生經營危機：構酸漿、岩薔薇
無法停止擔憂：白栗花

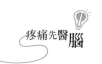

正念減壓：人在心在，找回人生的主控權

文 / 鄧惟濃醫師　臺北榮總疼痛醫師

　　慢性疼痛的產生，是因為神經系統失調，導致疼痛訊號被不斷強化放大。疼痛，導致身體自動化地全面自我防衛，因此一個地方的痛，總會慣性地激發全身性地緊繃，身體重複出現的痛，幾乎無可避免地導致心理壓力；而心理壓力，回過頭再固化身體的痛。身心的惡性循環使患者的生活品質大受影響，可能導致焦慮、憂鬱、憤怒與慢性疲倦，使生活品質下降、工作力降低。

　　我們的身體感覺、情緒、思緒和行為是息息相關的。心情好的時候，身體也會感覺到很輕鬆，臉上也比較會有笑容，對待家人朋友也較和善，相反過來，壓力大的時候，情緒也會比較緊張，容易會有負面念頭，身體的疼痛也會被放大。

　　正念減壓的練習除了強調正念察覺的練習外，還透過認知行為療法的小技巧，給予人正向思考的能力。這些技巧，包括呼吸察覺、身體掃描，透過專注在呼吸以及感官，將思緒拉回自己身上，認知行為療法的技巧，包括訂定 SMARTER GOAL、終止幫倒忙的念頭等，來降低疼痛的音量，而不會被疼痛牽著走。

　　在正念練習之下，減輕神經系統惡性回饋的效果，能將疼痛放大的效應減輕，進而減低慢性疼痛對身心的影響，改變大腦結構，增強與自我控制、注意力相關的灰質區，舒緩製造壓力賀爾蒙的區域 [1]，使疼痛不再這麼強烈，並可以改善工作記憶、注意力與反應速度，強化身心的韌性與彈性、改善情緒智商、有效對抗焦慮、壓力、憂鬱疲倦等，讓病人能夠重新主宰自己的生活，不再被慢性疼痛控制 [2]。研究顯示，正念可以將疼痛的不愉悅程度減少 57%，疼痛強度降低 40-

70%，能增加對疼痛的應變能力，也能改變睡眠品質，甚至相較於嗎啡類藥物，更能有效舒緩慢性疼痛[3]。

　　參加疼痛正念團體學員的回饋，特別令人感動。一學員說：「未接觸正念時我看字面上會將其解讀為正向思考，但認識正念之後我發現正念覺察的力量更加龐大……，從前當疼痛來臨時總是痛苦絕望、憤恨難平，但現在我慢慢能試著透過覺察跳脫負面情緒，也學習著把握非評價、接納、非用力追求、放下等正念練習的原則……。」

　　另一學員說：「沒上課之前都沒發現平常要把注意力拉回來有多難，僅是靜靜坐著都會一直思緒飄移，在日常的生活中幾乎沒有想到要靜靜的坐著陪伴自己，總是在想要做這件事要做那件事，然後還有多少事情沒做完或沒做好。在課堂上學習到如何把注意力拉回到自己身上並專注當下，學會了與自己相處也更了解自己身體的狀況，比較能接受自己並在情緒失控的時候能較快拉回來，這堂課對我幫助很多，覺得十分感謝！」

　　再者的回饋有：「時時覺醒當下，好好觀照呼吸、人事物，不在意評價，及慣性反應，課程是結束了，跟自己的功課才要開始呢！八堂課我的練習手札密密麻麻的，因為記錄甚是細微，有時覺得腦筋像相機，一閃而過的景物居然有清晰影相輸入，也太清明了吧！我知道那是課堂教授，千里之行始於足下，我將起程！」

　　正念練習，幫助開發自己內在擁有、卻長期被忽略的能力，溫柔疏導這股負面能量，發展對疼痛有更多元的對待方式。即便在疼痛時，仍然能照顧好自己。

CHAPTER **4**

追求動態平衡，穩定就是生存
Move On! 穩步向前！

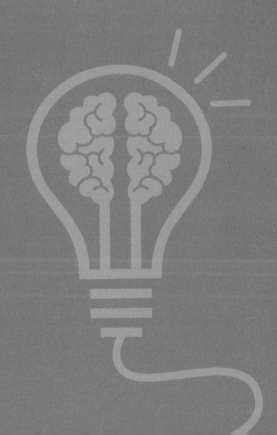

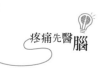
定向：輕鬆穩定、溫暖、有力量。這一章談穩定與平衡，談改變大腦成健康大腦後，要如何讓它穩定地維持在這狀態。內容所提到的生理機制多具二元性，但沒有絕對的哪一方好、哪一方壞，而是追求一個**動態平衡**，例如交感神經與副交感神經、甲基化、基因與酵素快慢。穩定之後該是把力量拿回來，邁步向前，按照生物鐘的步調往前走，意象自己是經驗老到的走鋼索的人，就算環境險惡，你也能拿著長長的平衡槓，**穩定就是生存**。

傳統的腸漏症**排毒 5R 療程**，最後一個步驟是 Rebalance 再平衡。「活在當下」人人會說，但**為疾病所苦的人，常活在過去或未來**（例如為過去感到懊悔，或者為未來感到焦慮），並沒有活在當下；拉丁文說 carpe diem，意指「抓住今日」，有一個更積極的拉丁文是 memento mori「勿忘你終將一死」，如果明天到來，要怎麼活得絢麗？

求醫問藥的過程不管經歷多少的千辛萬苦、排毒／好轉反應的起起伏伏，最後還是要回歸到日常生活，目標為充實自己，完成想做的事及願景。解決問題，不如創造；我們生病了總想要**回到美好的過去，不如向前**。

{1} 疼痛儲藏在自律神經裡： 交感神經（陽）vs 副交感神經（陰）

　　關於平衡，在我們的身體裡面也有像太極一樣的陰陽兩極，需要維持穩定性，那就是自律神經。分為交感神經和副交感神經 [1]：

	交感神經（陽）	副交感神經（陰）
	來自胸椎、腰椎「戰鬥、逃跑、僵直」	**來自腦神經、薦椎「休息、消化、修復」**
心血管系統	增加心臟輸出、心跳加快	減少心臟輸出、心跳減慢
肺部	氣管擴張	氣管收縮
肌肉骨骼系統	肌肉收縮	肌肉放鬆
瞳孔	擴張	收縮
肝臟、汗腺	肝醣分解、糖質新生寒毛豎立、冒汗	無作用
泌尿生殖系統	膀胱逼尿肌放鬆、尿道括約肌收縮、容易射精	膀胱逼尿肌收縮、尿道括約肌放鬆、容易勃起
消化道系統	減少腸胃道活動、括約肌收縮、膽囊放鬆	增加腸胃道活動，促進分泌、膽囊收縮

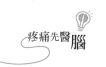

自律神經失調是果不是因

我曾經有病人跟我說到,他和之前的醫師提問:「我是否有**自律神經失調**?」那位醫師突然失控發飆罵到:「沒有什麼叫自律神經失調!照我說的做就對了!」

我完全可以理解這位醫師的憤怒,因為照傳統的醫學來講,並**沒有一種疾病叫做自律神經失調**,正如同上表所呈現的,你只要有上述的症狀,都可以喚做自律神經失調,對探求病因的醫師來說,這六個字是沒有意義的。

因此我把它放到最後一個章節,意思就是自律神經失調只是**果**,不是**因**。不過醫師也要回過頭來體諒病人的感受,病人就是感到不舒服所以來求診,有時候真的會發現他的症狀都偏向交感或副交感。我的解釋是疾病或疲勞,身體一開始用交感亢奮來應付,並關閉迷走神經這個副交感之首;慢性化便看身體策略及本錢囉!本錢不夠、資源耗盡,身體就進入低靡的副交感狀態。

所以我比較傾向用**陰陽**的概念來解釋自律神經,在其他部分都處理到一定程度後,只是將陰陽平衡一下,不失為提升生活品質與精神狀態的好方法。

我的經驗上要了解**自律神經**和**身心靈穩定性**,可以透過以下四者評估:

1. **神經傳導物質**檢測 [2]
2. **心律變異檢測**(Heart Rate Variability, HRV)
3. InK 注射肌動學中**泄殖腔同步**測試、**陀螺儀**測試
4. 打開嘴巴,看**懸雍垂**是否偏移(經典的神經學檢查,偏右代表左側迷走神經被關掉)

	神經傳導物質	太低補充什麼？	太高補充什麼？
興奮性	多巴胺	酪胺酸、刺毛黧豆、黃蓮素、B6, DHEA、運動有可能與孢梭桿菌等菌叢失衡有關 **4**	鎂、B2, B3（支持低甲基）
	正腎上腺素、腎上腺素	維生素 C、DHEA	鎂、SAMe
	組織胺	組胺酸	維生素 C , B6 B12、甲基化，詳見**肥大細胞活化症候群**
	麩胺酸鹽	麩胺酸鹽、DHEA	B6、牛磺酸、黃體酮
抑制性	血清素	5-HTP, 色胺酸、維生素 D3, B3, B6、鎂、鋅、褪黑激素、聖約翰草	SAMe、希普利敏（可能使用抗憂鬱藥物或有肥大細胞活化症候群）
	GABA	GABA、B6、牛磺酸	抑制性支持治療
	甘胺酸	茶胺酸可同時提高甘胺酸和多巴胺，並降低咖啡因副作用 甘胺酸亦可直接補充，降低核心溫度有助睡眠，若缺乏會影響農藥草甘膦的排毒能力；草甘膦與腸漏、自體免疫有關，排毒：有機食品、蘋果醋、腐植酸、Biome Medic（減少74%）、酸種麵包 **5, 6**	鎂、SAMe、B6

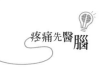

　　我認為**神經傳導物質**檢測最詳細而且有解決之道，所以在此加以著墨。會最推薦此檢測是因為，假設我們知道**交感神經太亢奮**，但也不知道是交感神經太強，或者副交感神經太弱，或者兩者皆有？同時，即使透過心律變異檢測知道自律神經傾向，我們也不知道交感神經太強中，是因為哪個興奮性神經傳導物質太多？同理，副交感神經太弱，我們也不知道是哪個抑制性神經傳導物質太少？我自己的經驗上，也曾經看過很焦慮的病人，以為是交感神經過於亢奮，結果心律變異檢測出來的結果竟然完全正常，直到做神經傳導物質檢測才發現一團亂。

　　不過**心律變異檢測**還是有參考價值，例如曾經看過很焦慮的病人，我以為是交感神經過於亢奮，結果心律變異檢測出來的結果竟是偏向副交感，仔細推敲之後發現他其實是平時過於副交感，突然爆發到交感時才出現症狀，所以再檢測他的神經傳導物質並加以平衡，症狀獲得改善。

　　透過功能醫學的尿液檢查，可以獲知你下列神經傳導物質的高低，並加以平衡 [3]。必須強調的是，這個部分極其專業，請務必在**受過功能醫學相關訓練**的醫師及營養師的檢測下進行治療。

注射加補充營養精準調節自律神經

　　疼痛的刺激，對我們來說都會激發一個情緒反應，不管是驚嚇、憤怒、哀傷，都儲藏在自律神經裡；例如在頸胸椎交界的自律神經**星狀神經節**，其治療就以能改善**創傷後壓力症候群（PTSD）**聞名，近期發現**頸椎神經叢神經解套注射**也有類似的效果 [7]，而 PTSD 不同的研究盛行率不同，終生盛行率 3.4% 至 26.9% [8]，疫情時代可能更高。

　　此外尚有胸椎神經節、腰椎神經節、上下腹下腔神經叢、**尾骨前神經節**等，可供注射治療，在疼痛治療的領域是重要關鍵。以最後一個尾

骨前神經節（ganglion impar）為例，目前研究指出可以減少 35-50% 的疼痛 9；效果尚可，但仍顯不足，因此我認為要**打針加營養，精準且持續調節自律神經**，才能達到最好的效果，當然也得配合前三章所提到的治療方案。

儘管自律神經與疼痛的關係密切，但顧名思義必須伴隨自律神經症狀的疼痛，才會考慮做自律神經阻斷注射治療，相對風險較高、反應也較劇烈，通常會保留在**頑固性疼痛（複雜性區域疼痛症候群、皰疹後神經痛等）**使用，請務必在專業醫師評估後施打。

曾經遇過多位經期時加劇腰痛的女性，或子宮卵巢手術後腰痛的女性，注射神經叢，加上調理荷爾蒙及自律神經之後，疼痛不再來；也遇過男性腰痛伴隨睪丸痛或前列腺症狀，原本怎麼治療都沒有用，也是注射完腹下神經叢後，疼痛才大幅改善。**頑固性尾椎痛**的病人，更是不勝枚舉，通常也是要尾椎硬脊膜注射、附近韌帶增生療法、尾骨前神經節注射，加上排毒或自律神經的療程、動作控制訓練，疼痛才會逐漸變好；只打**痛點絕對復發**！

自律神經和荷爾蒙一樣，是非常容易受到各種外在因素影響的，例如腦或脊髓等外傷、各種毒素、糖尿病、自體免疫疾病 13，若不將這些因素先排除，很難穩定。鼻炎一直不好，也要考慮是自律神經的問題，因為鼻腔的血管擴張也受它控制 14。

最後微調這些神經傳導物質一旦達到平衡，人就會覺得充滿元氣活力、做事有動機，有精神、沒有疼痛，同時也能夠放鬆和休息、充足的睡眠，身體能夠休養和修復，情緒穩定，也能對付日常工作的壓力。但太早處理反而沒有用，因為神經傳導物質會受到壓力、情緒、腸胃道菌叢、荷爾蒙、重金屬、病原體等等因素的影響，所以還是要先檢視這些部分沒有問題了，才走到這一步來做個完美收尾，往前邁進。

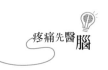
常見自律神經阻斷注射治療 [10-12]

自律神經	疼痛部位	相關自律神經臟器／症狀
蝶顎神經節 （sphenopalatine ganglion, SPG）	頭頸部	淚腺、視神經炎、頸部肌張力不全
星狀神經節、頸椎神經叢	肩頸、上肢、上胸椎	雷諾氏症候群、血管炎、**創傷後壓力症候群**、多汗症
胸交感神經鏈、椎旁間隙 （paravertebral space, PVS）	胸腔、上腹部或下頸部	心、肺、氣管、**皰疹後神經痛**
腹腔神經叢（太陽神經叢）	上腹部	胃、十二指腸、肝膽、胰臟、小腸、輸尿管上 2/3、腎臟和腎上腺
腰交感神經鏈	下肢	直腸裡急後重
上腹下神經叢 (superior hypogastric plexus)	上骨盆腔	膀胱、睪丸、副睪、前列腺、尿道
下腹下神經叢 (Frankenhäuser's plexus)	下骨盆腔	直腸、輸尿管下 1/3、膀胱、子宮、上陰道
尾骨前神經節	尾骨、會陰	肛門、下陰道、陰唇

{2} 自律神經之王，後疫情時代健康的鑰匙：迷走神經與疼痛

在我的整合門診中，不乏各種複雜及困難的病人，其中的一個共同點，都是他們很多人都曾經經歷過巨大的壓力事件，或巨大的生活或工作壓力讓他們燃燒殆盡（burnout）。這會產生「**腎上腺疲勞**」，無疑是困擾現代人的通病，又常常找不到肇因，在正統醫學常常碰壁，找不到一個明確的診斷及治療方向；功能醫學對於這種**亞臨床**症狀，最能小兵立大功！在疲勞這個主訴上，往往可以在**荷爾蒙、粒線體、神經傳導物質（看自律神經）**這三者中找到答案。

腎上腺疲勞如何影響疼痛修復，有三個原因：

1. **關閉迷走神經、影響自律神經**：修復反應無法重啟
2. **壓力荷爾蒙（可體松）抑制膠原蛋白合成**：修復能力變差
3. **性荷爾蒙失調**：疼痛敏感、降低修復能力

假設你現在被一隻老虎追，只有 10 分鐘可以活，你的身體會怎麼做？

· 關掉腸胃、生殖功能
· 增加心跳、血壓、腎上腺素
· 增加可體松壓制發炎反應、疼痛感覺

當然，如果你這個壓力是暫時的，上述的反應是有助於你度過難關

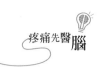
的。**迷走神經**做的事，跟上述完全相反，所以它會第一個被關閉。我們設想這個反應持續好幾年，你被一隻老虎追了好幾年！會發生什麼事？

迷走神經是人體分布最長、最廣的自律神經。調節腸胃蠕動、心跳血壓、**免疫功能**、**疼痛路徑**、支氣管、臉部表情、咽喉發聲。我們一般常聽到的**自律神經失調**，其實最常見的就是**迷走神經被永久關閉**！交感神經決定戰鬥或逃跑，副交感神經負責心律、消化、休息、修復。 當我們一直處於驚恐不安的情緒之中，身體就處於交感神經狀態，消耗我們的能量。迷走神經要啟動，**唯有當我們身體感覺安全時，身體才會修復**。

遇到壓力事件，迷走神經偵測到 DAMPs（創傷分子模式）和 PAMPs（病原體分子模式），便告訴大腦「有威脅了」，並跟過去的經驗、情緒做存取連結。提出**多重迷走神經理論**學者 Stephen Porges 說道：「**創傷儲存在自律神經，身體感到安全時才會重整**。」如果大腦覺得壓力一直存在，便會持續關掉迷走神經，讓身體高度警覺，一刻都無法喘息。此時沒有特別的介入，很難跳脫這個惡性循環。

多重迷走神經理論，可以說是劃時代的理論，解釋了當我們遇到危險時，如何透過內在體感維持恆定，偵測創傷、壓力事件、焦慮、恐慌、感染，此時我們會關掉迷走，又與「腸腦連結」交互作用，產生慢性疼痛（纖維肌痛症）、功能性腸胃道障礙（腸躁症）、心律不整等問題 [15]。

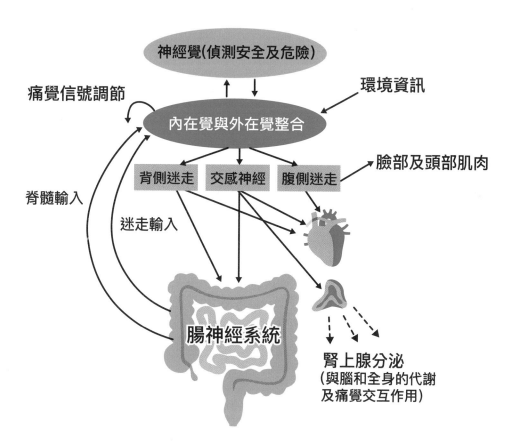

【圖 4-1】多重迷走神經理論：腸道及身體的疼痛信號會透過迷走神經傳入脊髓，不斷受到神經覺（neuroception）與內在覺與外在覺的整合、調節自律神經，幫助偵測安全及危險。疼痛信號受神經覺調控，儲存在自律神經裡，唯當身體感到安全時才會重整。

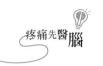

什麼時候你該懷疑你有迷走神經的問題？

- · 慢性疼痛或發炎
- · 心率過快（姿勢性頻脈症候群 PoTS）
- · 腸胃道問題、腸漏症、胃食道逆流
- · 失智症、自體免疫疾病
- · 憂鬱症、創傷後壓力症候群、恐慌症
- · 社交恐懼症、腦霧
- · 性慾低落、勃起功能障礙
- · 各種手術後沾黏
- · 容易暈或昏倒
- · 頸椎創傷後、吞咽困難或發音異常

　　耳朵上面其實就有迷走神經的分支，所以是個很好的介入點，國外也有許多迷走神經電刺激（vagus nerve stimulation）的產品，發現經皮迷走神經刺激 (taVNS) 可以調節雙側杏仁核和疼痛相關區域之間的功能連接，涉及**邊緣系統、DMN（預設模式網絡）**和疼痛矩陣（pain matrix）[16]，可見疼痛與迷走神經有關係。活化迷走副交感反射（**膽鹼消炎路徑**）調節免疫，抗發炎、緩和各種神經精神症狀，甚至有研究發現對新冠病毒後遺症也有幫助 [17, 18]。

活化迷走神經（vagal healing）的方法

神經療法	可直接注射在乳突附近、超音波導引注射
透過耳朵	耳針／電刺激：可結合 SAAT 索氏去敏療法 聲音療法（Stephen Porges 的聽覺療程 Safe & Sound Protocol (SSP™), HUSO, LiFT）
FSM 定頻微電流 109Hz	搭配徒手治療（CST 顱薦骨療法、VM 內臟筋膜鬆弛術、NVR 神經血管釋放術等）
MFT 情緒排毒敲打	幫助減緩焦慮、創傷後壓力症候群、疼痛、五十肩 [19, 20]
羅森堡運動（又稱**火蜥蜴運動**）	詳請參考《迷走神經的自我檢測與治癒》一書
迷走神經鬆動術	請參考《神經元修復保健全書》及 Barral Institute 叢書
活化迷走神經運動	深慢呼吸、冥想、冰人呼吸法……漱口運動（Kharrazian）、冷水漱口、哼唱 "Voo……"（身體經驗創傷療法 Peter Levine 所提出）阻抗運動、瑜伽、HIIT……
Gupta 療程	針對邊緣系統、杏仁核：對慢性疼痛、慢性疲勞症候群、纖維肌痛症、肥大細胞活化症候群、小腸菌叢過度增生、腎上腺疲勞、新冠肺炎後遺症等，皆有助益 [21]

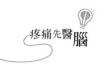

{3} 關閉疼痛基因 COMT，提高甲基力

你會不會好奇，為什麼有些人好似特別怕痛？怕痛會不會跟基因有關？

真的有相關研究，最知名的疼痛基因就是 COMT（兒茶酚–O–甲基轉移酶，本書將稱 COMT），可以從名字看出跟甲基化有關。到底什麼是**甲基化**呢？

甲基化就是**身體與外界溝通的方式**，環境透過甲基化調節 DNA；它是**表觀遺傳學**的專有名詞，**功能醫學醫師**中特別重視，目前把它解讀成五個循環，涉及相當多的生化反應，其中一環便和神經傳導物質及疼痛有關，當中最關鍵的酵素便包含 COMT。

帶有 COMT 基因變異的人，不但疼痛相關化學物質容易出現異常，在功能性核磁共振造影上也發現皮質厚度、白質連結、前額葉皮質、邊緣系統、受器可得性，都與常人不同，容易產生神經痛、複雜性區域疼痛症候群、纖維肌痛症、手術後疼痛、慢性肌肉骨骼疼痛等 [22]。

COMT 更是《28 天打造不生病的基因：跟著全美最強醫生這樣做，不吃藥也能遠離遺傳性、慢性疾病》作者，在美國表觀遺傳學極具影響力的醫師班・林區 (Ben Lynch) 認為最重要的七大基因之一，在**代謝雌激素**及代謝飲食及身體中的**兒茶酚**扮演重要的角色。因此這個酵素功能較慢（slow COMT），可能會造成**婦科問題**、**失眠**、**工作狂**、**無法放鬆**、

疼痛敏感、咖啡因敏感等現象有關。

當我們遇到外在環境變化、壓力、外傷時，人體就要開啟一些基因去應付危急狀況，理論上危機解除我們就要把這些基因關起來，而許多人喪失了這個能力，原因就是甲基化能力太低了！**低甲基**的人通常 SAH（Ｓ-腺苷-Ｌ-高半胱氨酸）較高，它也會去阻礙 COMT 功能，讓他變慢。

這一章我特別強調穩定性，甲基化能力也不是一昧地提高就好，不同的甲基化狀態會有不同的特徵，可以就藉由下圖參考你是屬於哪一個狀態，並且透過**甲基化功能檢測**，看是否需要平衡。

低甲基vs高甲基

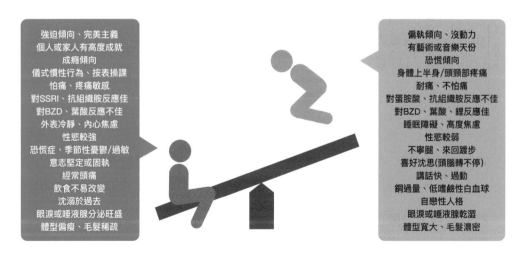

強迫傾向、完美主義
個人或家人有高度成就
成癮傾向
儀式慣性行為、按表操課
怕痛、疼痛敏感
對SSRI、抗組織胺反應佳
對BZD、葉酸反應不佳
外表冷靜、內心焦慮
性慾較強
恐慌症、季節性憂鬱/過敏
意志堅定或固執
經常頭痛
飲食不易改變
沈溺於過去
眼淚或唾液腺分泌旺盛
體型偏瘦、毛髮稀疏

偏執傾向、沒動力
有藝術或音樂天份
恐慌傾向
身體上半身/頭頸部疼痛
耐痛、不怕痛
對蛋胺酸、抗組織胺反應不佳
對BZD、葉酸、鋰反應佳
睡眠障礙、高度焦慮
性慾較弱
不寧腿、來回踱步
喜好沈思（頭腦轉不停）
講話快、過動
銅過量、低嗜鹼性白血球
自戀性人格
眼淚或唾液腺乾澀
體型寬大、毛髮濃密

【圖 4-2】你是低甲基，還是高甲基？甲基化功能與疼痛敏感度、性格、情緒、症狀、生化反應、身型有關。

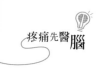

除了疼痛，甲基化也與許多癌症、自體免疫疾病、心血管疾病、精神疾病相關，總之你可以想像許多與你本身**遺傳**因子**需要與環境互動才會啓動的病症**，都有一定的相關性 23。

因為甲基化在功能醫學是極度專業的議題，必定找專業功能醫學醫師才能處理。厲害的專家甚至用它來治療各種慢性疾病，如《營養的力量》作者便用甲基化平衡的方式來處理各種困難的情緒精神疾病。目前市面上許多**基因檢測**盛行，問題在於很多人測出來之後不知道怎麼預防，或許配合**甲基化功能檢測**（抽血檢測，請向功能醫學醫師諮詢）可以看出一些端倪，指引出一條明燈。甲基化在疼痛處理上也扮演極為關鍵的角色，但一般民眾卻不熟悉這個名詞，故在此推廣。

同理，再回到 COMT 功能也不是一昧加快就好，它的功能太強有可能造成疲勞、秒睡、沒有活力、缺乏動力、健忘、注意力不集中、每天仰賴咖啡因過日子等現象。這樣的病人大多平常已經很耐痛了，所以會因疼痛問題來就診，通常一定是很嚴重的疼痛，我的經驗通常與慢性疲勞有關。

一切都在於**平衡**。

｛4｝ 雄赳赳氣昂昂地向前！
談疲勞、性荷爾蒙與疼痛

接著談腎上腺疲勞影響修復的另外兩個原因：剛剛提到壓力或受傷的情況下，身體會分泌壓力荷爾蒙可體松，它是一種類固醇，會抑制膠原蛋白合成，讓你骨骼關節的受傷難以修復。

自然醫學有一句話「逃跑的時候就不會想做愛！」

性荷爾蒙和**可體松（壓力荷爾蒙）**的原料都是**膽固醇**，在這一個攸關生死存亡的分岔路口，壓力大或發炎時，身體會抉擇持續製造可體松，而非性荷爾蒙。這個現象稱之為**可體松盜取**（cortisol steal），長此以往，你就再也不會製造性荷爾蒙了。

腎上腺疲勞可能產生的症狀

- ·疲倦感、沒有能量活動力
- ·早上沒精神，晚上有精神
- ·壓力反應系統不佳，影響心情
- ·身體疼痛、關節炎、修復能力變差
- ·失眠、焦慮、憂鬱症狀
- ·姿態性低血壓
- ·容易頭暈

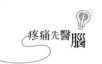
- 腦霧
- 嗜吃鹹食、口味重鹹
- 常需要咖啡或提神飲料
- 頻尿
- 容易色素沈積
- 無來由的體重增加或減輕
- 性慾減退

憂鬱、低血糖、疾病、發燒、外傷、手術、恐懼、疼痛、體力消耗或極端溫度、過度緊張、神經性厭食、恐慌焦慮、強迫症、慢性酒精中毒、酒精和麻醉劑戒斷、過度運動、營養不良都是**慢性壓力**。肌少症、老年性癡呆、阿茲海默病、動脈粥樣硬化、心血管疾病、高血壓、退化性關節炎、第 2 型糖尿病、肥胖症都是**慢性發炎** [24]。雖然醫學上**腎上腺疲勞**這個臨床診斷有爭議，但其症狀是非常真實的，尤其是跟性荷爾蒙一起觀察時。

我們在美國學習增生療法時，有一位導師 Thomas Bond, MD 便將水溶性睪固酮加入他的增生療法溶液中（他命名為 ProloTest），以增加療效，因為他深知**睪固酮是肌腱、關節、韌帶修復的大幫手** [25]。欲知詳情可參考簡邦平教授的《男人 40+ 決勝關鍵睪固酮：增肌、減脂、強骨、添活力》一書。

人體睪固酮的產生是「下視丘－腦垂體－睪丸軸」，深受各種生理及心理壓力的影響；例如當男性接受手術，被手術刀劃破皮膚的那一秒，這個軸就被關閉了 [26]。

目前遇到幾位青壯年男性，因為慢性肌肉骨骼疼痛加上椎間盤突出，給專家好友打了幾次 PRP（富血小板血漿）卻成效不彰，轉介給我，我相信是有其他問題，詳問病史發現都曾經因工作的壓力，或曾手術，精

疲耗竭，**職業過勞症候群**（burn out）。安排**男性荷爾蒙檢測（睪丸－腎上腺荷爾蒙評估）**才發現可體松、DHEA（脫氫異雄固酮，有抗壓力荷爾蒙之稱）、睪固酮均極低！

顯然是腎上腺衰竭，給他們補充**睪固酮加適應原**，修復能力始見起色，同時疲勞與男性活力、情緒也獲得改善[27]。會加**適應原**的原因是，研究發現 25% 的男性單純接受睪固酮補充，血中含量仍無法恢復到原本濃度，配合上**草藥芳香酶抑制劑**（例如葫蘆巴、南非醉茄等），還能減少腹部脂肪、減少雌二醇；再配合高強度間歇運動、減少酒精攝取、控制三高、減重、生活改善，才能最全面的提升男性荷爾蒙效果[28-31]。

女性的部分，功能醫學也特別發現到**雌激素優勢 (E dominance)** 的危害，**黃體酮偏低、可體松偏高，皆與疼痛有密切關聯**[32]。**生物等同性荷爾蒙療法**（Bioidentical Hormone Replacement Therapy, BHRT），是指所使用的荷爾蒙，跟原本人體自行分泌的荷爾蒙是一樣的分子結構；雖然是新興療法，它會看整體的荷爾蒙狀態，你不是缺什麼補什麼，對我來說是理想中的全人醫療。台灣生物等同性荷爾蒙學會（Bioidentical Hormone Association of Taiwan, BHAT）在唐雲華醫師的帶領及推廣下，其優勢逐漸廣為人知。

要強調的是，**生物等同性荷爾蒙**和**合成荷爾蒙**截然不同，很多人擔心使用荷爾蒙會不會致癌？法國國家健康研究院針對超過八萬名停經婦女所做的研究發現，使用前者不會增加乳癌發生率，反而會減少[33]。也強調另外一個重要的觀念，許多停經後的婦女，去婦產科檢查之後，發現黃體酮低下，醫師便說這是正常現象不需要補充，**不積極**的確是醫療生態的常態。但是你要想想，你原本有這麼美好的荷爾蒙讓你心情好、睡得好、疼痛少，停經後少了它便出現了這些症狀，既使減少是可預期的，但是**製造減少不代表需要減少**！

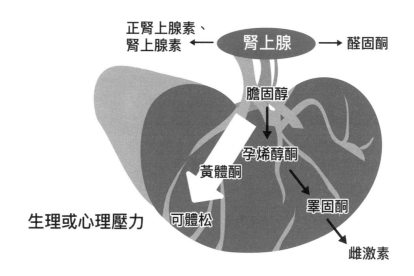

可體松/孕烯醇酮盜取

正腎上腺素、腎上腺素 ← 腎上腺 → 醛固酮

膽固醇

孕烯醇酮

黃體酮

睪固酮

生理或心理壓力 可體松

雌激素

【圖 4-3】可體松和性荷爾蒙的原料都是膽固醇，在有生理或心理壓力的情況下，大部分會轉化成壓力荷爾蒙可體松，使性荷爾蒙的生成大幅度降低，此現象稱為「可體松盜取」。

你是慢性疲勞症候群嗎？

很多慢性疲勞的人，會懷疑自己有**慢性疲勞症候群**。但其實它跟**腎上腺疲勞**迥異，有時伴隨全身痠痛和神經發炎，則稱為**肌痛性腦脊髓炎/慢性疲勞症候群** (Myalgic Encephalomyelitis/Chronic Fatigue Syndrome, ME/CFS)」，看名字就知道絕非善類，這是疲勞最極致的表現。統計發現八成的人有**感染**（主要是 SIBO 小腸菌叢過度增生、EB 病毒、腸病毒、流感、梨形鞭毛蟲），症狀包含運動後疲倦、肌肉痛、睡不飽、認知功能

障礙、姿態性低血壓（95% 都有此症狀，或**姿態性頻脈症候群 PoTS**），通常也包含了腎上腺疲勞、粒線體失能，研究也發現這可能是個自體免疫疾病（有針對 ß2- 腎上腺素受體 (ß2AdR) 的自身抗體）[34, 35]。

慢性疲勞症候群的專家 Dr. Sarah Myhill 則認為治療目標是將「極大化能量運輸，極小化無謂的能量的消耗」[36]。

能量平衡	關注的焦點因素
極大化能量運輸	粒線體功能、飲食及腸道菌叢、甲狀腺、腎上腺、睡眠、甲基化、抗氧化、排毒功能
極小化無謂的能量的消耗	情緒黑洞：壓力、緊張、擔憂、焦慮 免疫黑洞：感染、過敏、自體免疫問題、發炎

這樣綜合起來，我們會發現**排毒 5R 療程**、**粒線體支持**、**生物等同性荷爾蒙療法**、**適應原**、積極的疼痛治療，例如低劑量納曲酮（low-dose naltrexone, LDN），似乎都有需要。

美國臭氧療法學會（American Academy of Ozonotherapy, AAO）的創辦人暨理事長 Frank Shallenberger, MD 已經從事臭氧療法、臭氧增生療法（Prolozone®）超過 30 年，致力於改善粒線體及增加氧氣利用率，他在一次訪談中提到，他幾乎所有的病人都有**腎上腺疲勞**的問題，並且都會給予他認為最有效的治療方式：**低劑量氫羥皮質酮**（low-dose hydrocortisone, LDH），可以視為一種**好的類固醇**。問他為什麼每個人都會給這個治療，他回答：「因為他來到我的診間！」[37] 在我的診間也許多病人已經腎上腺衰竭到**身體失去對抗發炎的能力**。

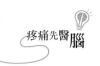

健康就是一個人適應環境的能力

法國哲學家喬治·康吉萊姆（Georges Canguilhem）說：「健康，就是一個人**適應**環境的能力。」

壓力山大的現代人對抗疲勞的利器，就稱之為**適應原**（**adaptogen**）！

最基本的**抗壓力荷爾蒙**，又稱為**青春泉源**和**抗老化荷爾蒙**，就是
DHEA（脫氫表雄酮）。可以看到腎上腺疲勞初始階段，濃度便開始下降；在性荷爾蒙的製造過程中，它也是上游原料，所以有抗壓和抗老的雙重好處！

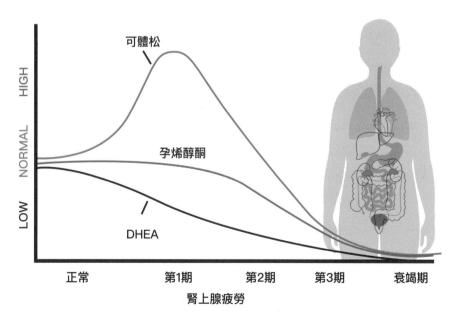

【圖 4-4】腎上腺疲勞至衰竭分為四期，前兩期可體松比正常值高，後兩期則低於正常值；而抗壓力荷爾蒙 DHEA 則隨著疲勞和年齡逐步減少。

一般情況下，膽固醇走 DHEA 的路徑轉化成性荷爾蒙；壓力山大的情況下，你的身體就不製造性荷爾蒙了！膽固醇都變成可體松。

建議做完整的荷爾蒙系統評估，了解自己的壓力狀態。

腎上腺疲勞的治療策略：不同時期及嚴重度需要的不一樣！

時期	治療策略
警報期：體驗到極大壓力 「壓力源來了！」	最直接的抗壓力荷爾蒙 DHEA 維生素 D3 + 性荷爾蒙 + 褪黑激素
抵抗期：慢慢習慣它……「好累，生活中的壓力我無法離開！」	最重要：**適應原**、維生素 C, B5, 鎂 深慢呼吸、冥想、運動、啓動迷走神經
衰竭期：快不行了「好崩潰，我再也受不了了！」	靜脈營養治療、**LDH 低劑量氫羥皮質酮 BHRT 生物等同性荷爾蒙療法**
修復期：鬆一口氣 「呼！終於可以好好休息一下了！」	出外走走、培養興趣、排毒 5R 療程、平衡神經傳導物質及微量元素、維持迷走神經活性

適應原能延長對壓力的抵抗期的持續時間，減少警報期的程度。最早是 1940 年代俄國科學家 Lazarev 所創名詞，指植物來源的適應原，可以整體性地增強人體功能。現代定義則是：能夠強化人體**抵抗壓力源**（物理性、生化性）的物質。有以下 4 大特徵 [24, 38]：

1. 能減少壓力狀態造成的傷害，如疲勞、感染和憂鬱
2. 對人體有正面的興奮作用

3. 與傳統興奮劑相比，不會引起失眠、減少蛋白質合成，或過度能量消耗等副作用

4. 不對人體造成傷害

根據研究，適應原作用如同「好的壓力源」或溫和壓力模擬物，誘導壓力保護反應。《草藥醫學中的適應原：用於管理壓力、衰老和慢性疾病的精英草藥和天然化合物（暫譯）》作者 Donald R. Yance 說道：「這些植物為令人窒息的現代生活造成的生命力不足提供了完美解藥。」

他將適應原分為**初級適應原**、次級適應原、適應原夥伴，壓力大的人建議綜合攝取，它們內含萜類、芳香族化合物，通過下視丘－腦垂體－腎上腺 (HPA) 軸起作用，其四環骨架類似皮質醇和睪固酮，也作用於交感腎上腺系統。**次級適應原**則有調節免疫、神經、內分泌等功能，我常用**刺毛黧豆**（Mucuna pruriens），特別適合**多巴胺低下**者。

補充**適應原**好處多多：幫助消除代謝廢物、提高氧氣使用效率、調節生物節律、保護細胞免受氧化損傷、緩解情緒障礙、促進有效的細胞排毒、改善葡萄糖和胰島素的控制、支持 DNA 修復和保護，提供抗癌、抗血管生成作用，保護重要器官、免疫系統和細胞系統，避免放射和化學物質干擾，提高運動表現和能力，緩解精神疲勞，增強學習和記憶力、提高注意力和創造力，滋養和增強內分泌腺功能，通過改善新陳代謝來幫助控制健康的體重。

許多人仰賴咖啡維持精神體力，但是它會與腺苷競爭受器，影響睡眠、甲基化、腎上腺功能；更遑論劣質咖啡可能有黴菌毒素和農藥等問題。Leslie Korn 博士建議，每六週輪替一次適應原，並記錄下你細微的體力精神狀態變化，有助於你找出最適合自己的適應原，支持你內在強韌的抗壓力 **39** ！

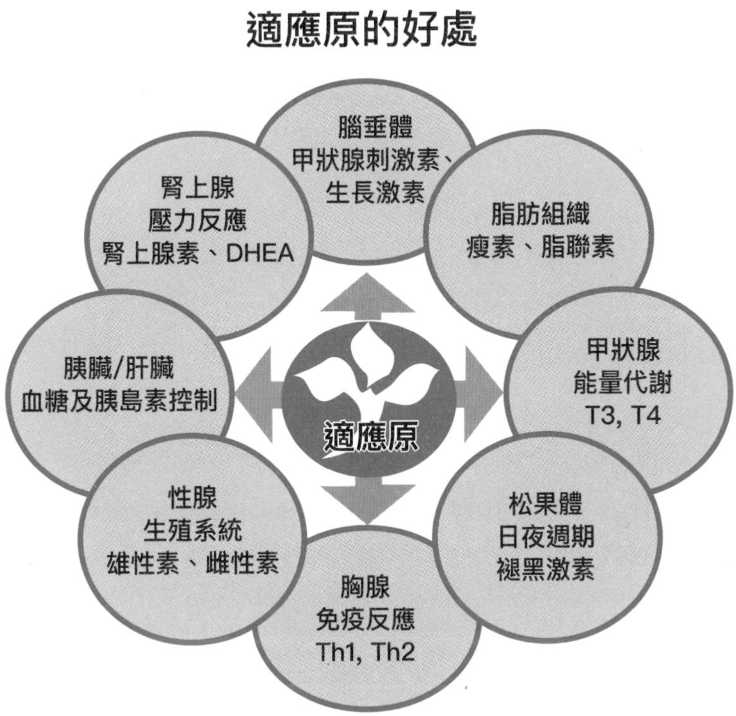

適應原的好處

【圖4-5】適應原好處多多，除了幫助腎上腺對抗疲勞、解除壓力外，對於腦垂體、脂肪組織、甲狀腺、松果體、免疫系統、生殖系統、胰臟及肝臟，均有幫助。

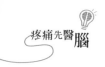

選出適合你的初級適應原 40-47

特徵	首選初級適應原
通用真適應原	紅景天（精神性疲勞、焦慮、憂鬱）、五味子（身體性疲勞、降血壓）、刺五加（降血糖）、高麗參、瑪卡
咖啡因敏感（**易心悸、頻尿、睡不著、多夢**）	冬蟲夏草、菸鹼酸（特別適合低甲基、三高、關節炎患者）
腎上腺疲勞	西洋參、南非醉茄、高麗參、黨參、刺五加、七葉膽、甘草、赤芝、磷脂絲胺酸、黃耆、甘草根
關節炎	南非醉茄、高麗參、七葉膽、甘草、赤芝、假虎刺屬
幫助睡眠	花旗參、南非醉茄、五味子、七葉膽、紅景天、枸杞
幫助專注力	猴頭菇、紅景天、刺五加、假馬齒莧
抗癌	高麗參、東革阿里、紅景天
平衡性荷爾蒙	番紅花、肉荳蔻、黑薑、東革阿里、高麗參、達米阿那、當歸、紅景天、蒺藜、南非醉茄、瑪卡、喜來芝、葫蘆巴
五十肩	高麗參、當歸、丹參、腔昆布褐藻、EGCG 兒茶素
其他	新疆筋骨草、喜來芝、鹿茸、鹿草
頭痛	紅景天、假虎刺屬
女性健康	聖潔莓、葫蘆巴、紅花苜蓿（抑制芳香酶）

﹛5﹜ 睡眠多夢內分泌之王
褪黑激素不只是助眠

先從有「第三眼」之稱的松果體開始說起。它是腦部的**天線**，接收外界訊息、光線、電磁波；如果沿著大腦周邊，按照費氏常數（Fibonacci constant）的黃金比例做分割，這條黃金螺旋將精確地結束於松果體這個點上。

松果體分泌褪黑激素，原料是色氨酸，中間還有很重要的產物「**血清素**」要再經過乙醯化、甲基化，一番寒徹骨才能夠製造出褪黑激素；所以血清素含量正常的人，中間兩個步驟只要一個有問題，就難以製造褪黑激素。

我們知道是憂鬱症的治療目標之一就是提高血清素，更何況現代有非常多人血清素很低，這些人褪黑激素是注定跟著低的。難怪好好的睡上一覺是怎麼困難的事情！

褪黑激素的功能不只是日夜週期、助眠，它更是三十多億年前藍綠藻上就發現的「**最古老抗氧化劑**」，幾乎在所有物種身上都找得到，且億萬年來化學結構式都未變！爾後我們的單細胞祖先把粒線體攝入共生，成為我們身體的一部分，粒線體還是會自行製造褪黑激素給自己使用，當偵測到危險時，粒線體從**能量模式**（energy mode）轉為**防禦模式**（defense mode），製造褪黑激素能力大減，需要額外補充，所以褪黑激素也被譽為「**瞄準粒線體**的抗氧化劑」[48]！

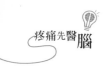

慢性疼痛和整合門診的病人，**我幾乎都會給褪黑激素（也是許多自然療法醫師的首選用藥，drug of choice）**，尤其是同時有**失眠、顳顎關節問題者**，根據雙盲研究，可以**減少疼痛達 44%**[49]。褪黑激素還能透過位於中樞神經系統和脊髓背角的類鴉片受器、苯二氮平（BZD）受器、毒蕈鹼受器、菸鹼受器、血清素受器、腎上腺素受器，產生腦內啡與鎮痛效果！在**慢性疼痛、纖維肌痛症、發炎性腸道疾病、偏頭痛**，都發現褪黑激素可有效減輕疼痛[50]。最奇妙的是還有文獻提到它有保護心血管疾病、**跨世代療癒代**際創傷（你所繼承的來自祖先的創傷後壓力症候群）的效果[51]！

褪黑激素的效果與測試

茲整理褪黑激素有以下效果（部分為動物實驗研究）[52-60]：

1. 降低黑色素沉澱（名字就叫「褪黑」激素了，可是不知道為什麼很多人忘了它有這個功能，所以特別把此功能放在第一個）
2. 改善肥大細胞活化症候群
3. 優化對抗細菌、病毒、寄生蟲的免疫力
4. 改善自體免疫疾病（類風濕性關節炎、多發性硬化症、第一型糖尿病、紅斑性狼瘡、發炎性腸道疾病）
5. 疫苗注射後，增加抗體量
6. 減少移植後的排斥反應
7. 免疫抗老化、刺激掃除自由基的功能（抗老化、抗氧化能力比維生素 C 還強，且**針對粒線體**）
8. 改善神經退化疾病、脊髓損傷、神經炎、缺血性腦中風
9. 改善關節炎
10. 改善胃食道逆流

11. 改善急性間質性膀胱炎、腎臟／肺臟缺血性損傷

12. 促進精子幹細胞

13. 抑制腫瘤效果：非小細胞肺癌、大腸癌、卵巢癌、子宮頸癌、攝護腺癌、乳癌、胃癌、腎臟癌、胰臟癌……

14. 產生腦內啡與鎮痛效果（慢性疼痛、纖維肌痛症 [61]、發炎性腸道疾病、偏頭痛）

15. 降低壓力荷爾蒙、提升抗壓力荷爾蒙 DHEA

16. 改善碳水化合物代謝

17. 降低三酸甘油酯的濃度

18. 抑制粥狀動脈硬化

19. 使實驗室老鼠的壽命延長 25%

20. 活化大腦的神經保護作用

21. 增加 REM 的睡眠時間（它不只是幫助睡眠，而且是**優質睡眠**）

22. 促進 DNA 的修復

23. 幫助失眠

24. 調整時差

25. 保護心臟，並具有跨世代效益

26. 幫助骨骼肌健康，改善運動表現

27. **輔酶 Q10** 可協同減少赭曲黴毒素 A（一種黴菌毒素）的毒性

28. 對病毒、反轉錄病毒有免疫調節及神經保護作用 [62]

29. 有潛力成為對抗 COVID-19 的輔助治療 [63]

30. 降低農藥所產生的神經毒性 [64]

31. 減少大腦氧化壓力 [65]

32. 減少應**脂多醣** (lipopolysaccharide，一種細菌內毒素) 所造成的**血腦障壁**破壞 [66]

33. 減少大腦水腫、腦漏症，消炎並減少細胞凋亡，尤其在腦損傷及脊椎損傷患者中特別重要 [67]

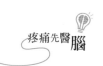

此外書中提到褪黑激素會製造出「松香烴」這個超強抗氧化劑、殺菌、預防神經退化等作用，以及在某些情況下會產生**二甲基色胺**（dimethytrpamine, DMT），同時也是死藤水（ayahuasca）中的致幻物質，據說這個物質就是為什麼各個宗教或古文明一直推崇松果體的原因！要是能夠啓動了它，就能產生超越物質世界的體驗，也解釋了為什麼松果體與靈性／神性有所連結。

褪黑激素大體上是安全，但各家廠牌品質良莠不齊，可能不良反應包括頭暈、頭痛、嗜睡，在台灣是處方藥，故請務必在醫師評估後服用。如果你不想額外補充，別忘了它的上游是血清素，所以維持快樂心情和色胺酸飲食，養成正念冥想的習慣，有助於增加褪黑激素含量[68]。如果你不想額外補充，別忘了它的上游是血清素，所以維持**快樂心情**和**色胺酸飲食**，養成**正念冥想**的習慣，有助於增加褪黑激素含量[68]，酸櫻桃、核桃、蛋、魚等食物中也有它。

補充也有分成低劑量、高劑量：如果你只是為了改善睡眠、日夜週期，那用**低劑量**（每天 1-3 mg）即可，甚至更低。

高劑量主要是為了有更強效的抗菌消炎、粒線體抗氧化的效果，國外甚至有使用超高劑量的**經皮吸收褪黑激素**或塞劑，例如改善漸凍人的氧化傷害要用到每天 300 mg，COVID-19 的細胞分子風暴可以用到每天 600 mg，減少喹啉酸造成的神經興奮毒性（5 or 20 mg/kg），最高可到每天 3750 mg[69, 70]。

此外，許多人也深受**惡夢**的困擾。研究發現跟**恐懼的滅火器失能**（杏仁核、額葉、恐懼記憶等）與**警報器過度靈敏**（日間情緒負荷及威脅偵測過高、動眼期釋放 β 腦波）有關，這些恐懼壓力在潛意識的世界裡尋找相似性，寫成劇本在夢中一再上演[71]。

藥物方面，目前效果最佳的是甲型交感神經阻斷劑（α -blocker）。

　　綜合以上，我們可以發現與**自律神經**有關，所以臨床上我會建議做本章開頭的那四樣檢測，了解自律神經狀況。

　　我也建議做第三章所提到的**眼動減敏與歷程更新療法 (EMDR)**，同時可以試著搭配認知行為療法的變形：**影像排演療法**（Image Rehearsal Therapy, IRT）或**清晰夢**療法（lucid dreaming therapy）[72]，幫助自己拿回夢境的主導權！拿出紙筆，一方面寫下平常每晚夢魘的結局，一方面寫下今晚想要的結局，寫好劇本，腦海中排演一遍，往那個方向邁進吧！

　　我在診間偶爾會搭配夢的解析、漸進式深層肌肉放鬆訓練 (Progressive Deep Muscle Relaxation training)、催眠療法等，研究中一樣發現有助益。

測試：如何測試你的疼痛是否和松果體或褪黑激素有關？

　　1. 確認「**你的弱連結**」現在肌力是弱的。

　　2. 閉上眼睛，或用雷射筆照在眉宇之間或膝窩 [73]；閉眼或照光（擇一即可）後肌力變強→表示你的疼痛可能跟**松果體**或**褪黑激素**有關。（注：做肌力測試時，若個案有不自覺想要閉上眼睛的跡象，也代表需要褪黑激素。）

　　3. 將手機藍光照在眉宇之間；照了之後肌力變弱→表示你的疼痛可能跟**電磁波**、藍光有關，睡前少用手機可以改善睡眠及工作記憶 [74]！

　　4. 找附近的**功能醫學**診所或檢驗所，做**神經傳導物質、粒線體相關檢測**，確認自己的血清素及粒線體狀態，看要如何改善，高機率需要補充褪黑激素。

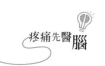

三步驟免疫穩定向前行

在第二章提到**腸腦連結**有四大路徑，第四條路徑便是 **T 細胞極化 /
自噬**，意指免疫失調成為「**Th2 優勢**」，其成因包括外傷、慢性發炎、
壓力、農藥、環境荷爾蒙、空腔發炎（腸道、陰道、肺、鼻竇、膀胱等）。

功能免疫學的專家 Dr. Yanuck，提出了自體免疫疾病治療的三步驟，
不只是有自體免疫問題的人，有慢性疼痛或疾病的人，都可以參考 [78]。

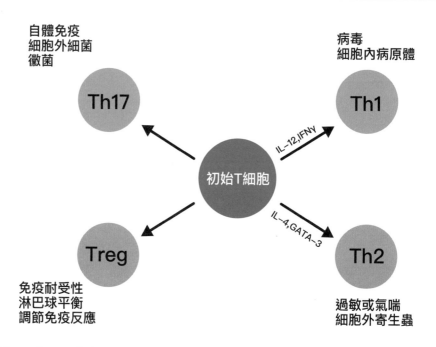

【圖 4-6】**Th2 優勢**會抑制 T 細胞分化成 Th1，活化 Th17。初始 T 細胞（naïve
T cell）會因應不同身體狀況，受不同化學因子引誘分化成不同的輔助性 T 細胞
（Th1, Th2, Th17）及調節性 T 細胞。Th1 殺細菌、病毒，監測癌細胞，在單核
白血球增多症患者中可能增高；Th2 則與過敏反應有關，也會幫助殺寄生蟲；
Th17 則是引發自體免疫症狀的關鍵，在神經萊姆病、類風濕性關節炎患者中
Th17 比例升高 [75-77]。

	調節物質
步驟一：提升 Th1 （提升 IL-12, IFN ）	黃連素、黃芩苷 (baicalin)、甘草、紫錐草、蘿蔔硫素 (sulforaphane)、薑
步驟二：抑制 Th2	**排毒 5R 療程**：搭配紫蘇（抑制 IL-4）、黃耆（抑制 GATA-3）、槲皮素（針對組織胺）
步驟三：提升調節性 T 細胞 (regulatory T cell, Treg)	薑黃、白藜蘆醇、槲皮素、黑薑、蘿蔔硫素、維生素 A, D3

　　2009 年 Alessio Fasano, MD 醫師提出**自體免疫疾病三重奏：遺傳傾向→毒素→腸漏症**。提出眾多佐證為傳統醫學界帶來極大震撼[78, 79]。2020 年他甚至大膽提出**腸漏症**是所有**慢性發炎疾病**（chronic inflammatory diseases, CIDs）的根源！文中提到相關性較高的疾病包括老化、乳糜瀉、多發性硬化、慢性疲勞症候群、結腸炎、非酒精性脂肪肝、妊娠糖尿病、第一二型糖尿病、糖尿病、高血脂症、肥胖症、HIV、自閉症、過動兒、憂鬱症、思覺失調症、肝癌[80]。

　　由此看來不只自體免疫疾病，慢性發炎疾病、心血管疾病、精神疾病，我都強烈推薦閱讀《逆轉自體免疫疾病》一書，除了作者自身鼓舞人心的康復故事外，核心還是搭配上檢視自身過往的毒素，找出未清餘毒。我認為 **Yanuck 三步驟**不過是前面多加一個提升 Th1 的預備動作（事實上，步驟一中的許多調節物質也有排毒效果），接上**排毒 5R 療程**的前 4R 即為步驟二，5R 最後的 Rebalance（再平衡）則與步驟三概念相近，因此可以完美結合，藉此扭轉 **T 細胞極化**，平衡免疫系統。

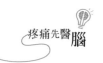

｛6｝順應生物鐘，晝夜節律，讓疼痛入睡

　　醫師開藥的背後有非常多的邏輯，如果問到這個藥要白天吃還是晚上吃，其中一個參考的原則，就是把藥物分成「偏睏」還是「偏醒」。偏睏的晚上吃，偏醒的白天吃，讓整天充滿精神，晚上睡得飽滿，對身心健康的影響十分重大。

　　現代生物分類學之父林奈（Carl Linnaeus）設想過所謂的「花鐘」，會在不同的時間開花，指示現在的時間。地球上的生物隨著日轉星移，演化出配合日夜週期的生理行為。光的訊息透過視網膜，傳到**主生物鐘**（master clock，位於下視丘的**視交叉上核**），影響我們的疼痛與睡眠、日夜週期；主生物鐘再透過神經內分泌系統跟**周邊生物鐘**（腸道、肝臟、肌肉、脂肪等）溝通。傳統上認為感光細胞只存在視網膜的視桿細胞、視錐細胞，可是後來發現也有少量存在神經節，稱之為**內在光敏視網膜神經節細胞**（intrinsically photosensitive retinal ganglion cell, ipRGC），傳到下視丘，並且與腦垂體及**上頸椎神經節**溝通，調節我們的自律神經 [81]。

　　纖維肌痛症的病人發現會在深層睡眠的時候出現 α 波入侵的現象，這會回過頭來惡化疼痛；甚至在健康人睡眠時故意製造 α 波入侵，隔天醒來也會產生類似纖維肌痛症狀，直指這可能是疼痛的根因，因此我在嚴重疼痛伴隨失眠的個案，有時反而會優先處理失眠，常常睡好了，疼痛就改善了。

　　或許你認為是疼痛是讓你睡不著，或許你心想「不痛我就能睡」，殊不知此時疼痛已悄悄影響大腦；要知道**睡不好本身會增加腺苷、前列腺素（PGE2）、介白素等發炎物質，讓疼痛加劇！**

　　冥想能改變腦波，改善睡眠深度；較嚴重的個案我會先使用**低劑量納曲酮**、褪黑激素、褪黑激素受體促效劑（ramelteon）、經顱電刺激等。研究也發現呼吸中止症、創傷後壓力症候群，會同時增加失眠及慢性疼痛的機率。

生物週期與時間療法

　　日夜週期紊亂除了會造成失眠、憂鬱症、代謝症候群、糖尿病、肥胖、心血管疾病[82]，也會造成疼痛，例如值夜班的人，下背痛機率較高。不同型態的痛，也發現有日夜週期的現象，例如一般人在夜深人靜的時候對疼痛比較敏感，而纖維肌痛盛和類風濕性關節炎則是早上較為疼痛。目前的學界看法比較偏向於「時間守門員假說」，也就是與背根神經節及脊髓的抑制調控有時間特性，會改變疼痛敏感度，例如第四章所提到的**頭腹內側延腦（RVM）**中的 **ON 細胞**和 **OFF 細胞**，其血清素便能根據時間調控疼痛強度；導水管周圍灰質（periaqueductal gray, PAG）也會接收來自視交叉上核的訊號，並且藉由你的 **R.E.M. 睡眠**決定開或關疼痛門閥；對疼痛舒緩是有助益的**下視丘泌素**（orexin/hypocretin，又稱食慾素）也同樣會受到視交叉上核的訊息刺激分泌，缺乏則導致猝睡症（會導致白天缺乏單胺類且褪黑激素升高）。

　　在老鼠實驗中，故意在夜間照燈的老鼠，發現容易產生**異痛覺**及**冷痛覺敏感**。此外，痛覺也會受到**褪黑激素 - 皮質醇節律**的調控，尤其在**脊髓損傷、纖維肌痛、坐骨神經痛**的病人身上[83]。最後，**大腦神經發炎**的物質，其基因表現也受日夜週期的調控，藉此活化了微膠細胞、神經

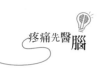
免疫細胞、周邊痛覺神經 84；還記得第二章的大腦神經發炎及**腸腦連結**嗎？如果走到這一步，你要處理的問題可多了！

你或許已經發現了，兩者互為因果，會造成惡性循環。所以關鍵在於打破惡性循環，不必糾結一定要先處理哪一個。

功能醫學的領域裡，最接近的測試是「壓力荷爾蒙節律與覺醒反應分析」，藉由一天當中不同時間的唾液皮質醇，可以知曉我們的覺醒反應 (cortisol awakening response, CAR) 及節律。通常皮質醇應該是早上高，晚上降低，但在慢性疲勞及失眠的患者中，常常看到晚上交感神經還是很興奮，皮質醇依舊高漲。如果能夠調整回來，白天的內源性皮質醇，是最好的抗發炎藥；晚上的褪黑激素，是最好的抗氧化劑。

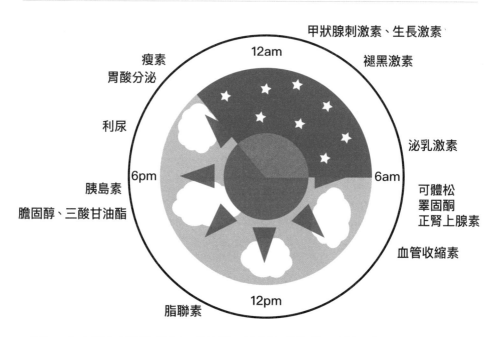

【圖 4-7】人體在不同的時間，荷爾蒙、神經傳導物質、血糖、血壓、血脂、體溫、心律、發炎物質都有日夜週期變化 85。

生物日夜週期會在四個層次影響我們：**基因表現**、**細胞修復**（細胞增生、DNA 修復、免疫調控）、**生理機能**（環境毒素代謝、碳水化合物代謝、膽固醇合成、生長激素）、**生殖與行為**（精子卵子活動、遷徙、覓食行為、性行為）。

時間療法（chronotherapy）是指在日夜節律週期的不同時間給藥，以最大限度地提高治療效果並最大限度地減少副作用，例如優化降血壓藥及抗憂鬱劑等，這部分請與你的醫師討論。也常應用在**失眠、睡眠相位後移症候群**（delayed sleep phase syndrome, DSPS），遵循人體的生理自然趨勢，運用**調時因子**（Zeitgeber，外在提示生物鐘的訊號）調整**生物鐘**。

調時因子 1：光照＋褪黑激素。夜間人造光（artificial light at night, ALAN）是最大的危害因子，容易影響情緒、專注力，造成疲勞；光是藍光就會降低夜間褪黑激素達 66%，所以要拒絕藍光，分泌褪黑激素。

調時因子 2：調整飲食、運動。一天的飲食集中在 6 到 10 小時之間完成，減少胰島素抗性；規律運動以活化自律神經，睡前做點瑜伽能增加總睡眠時數 1 小時。

調時因子 3：排毒。生物鐘最容易受**環境荷爾蒙、重金屬、殺蟲劑、農藥、雙酚 A、微囊藻毒 (Microcystins)、神經活性藥物**等毒素影響 [86]，所以對我而言，日夜週期怎麼樣都調不好的人，還是會先考慮本書一再提到的**排毒 5R 療程**。

或許你也發現了，有日夜週期特性的物質大多是**荷爾蒙**及神經傳導物質，可能會影響日夜週期的毒素也與此相關，所以又回到第三章所提到的壓力及荷爾蒙問題。可見一位整合醫學醫師，必須多麼觸類旁通，整體的看待一個人！**治療人而不是治療數據！**

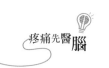

　　參考人體日夜週期圖，如果發現與你的身體違和之處，無論用飲食、運動、休息、冥想、營養補充品等方式均可加以改善。不只是功能醫學，各國的傳統醫學，包括傳統中醫、順勢醫學、阿育吠陀醫學等，都有關於順應自然、調節晝夜節律、休養身心的方式，及相對應的草藥、順勢糖球。我自己也是個夜貓子，調整日夜週期一直也是我的課題，逐步改善中。

　　若你發現你的問題一直難以解決，也可以找找整合醫學的醫師，或許會發現不同的觀點對你有幫助。全身的神經肌肉控制穩定，毒素清乾淨了，情緒流通自然，自律神經也達到了陰陽平衡，日夜週期呼應自然規律，能做自己想做的事，我想這就是滿足快樂又令人嚮往的健康生活吧！

　　曾有病人腰膝疼痛總在夜深人靜時，彷彿千萬根針在刺，長期失眠造成腦霧，每晚只能咬牙忍痛直到天明，好不容易睡著卻又夢魘相隨。心率變異發現嚴重自律神經失調，治療五個月後，一夜好眠，不再惡夢，腰的不明疼痛也消失了！她最高興的是，憂鬱傾向、下肢水腫也沒了，感覺重獲新生！

附錄一

整合醫學帶給我和病人的價值

　　我朋友說他開車每次轉方向盤時，輪胎那邊都會都會出現連結帶動的怪聲音，他把這個情形說給修車廠聽，修車廠仔細檢查之後才發現是引擎皮帶的問題，還說這個一般的例行檢查不一定會檢查出來，通常可能要幾萬公里後才會出現異音，平時需要特別注意才會發現。

　　有很多**慢性疼痛的人遇到一樣的窘境，去大醫院檢查都說沒有問題。**可是你**就是覺得身體有異狀**，伴隨慢性疲勞、肌肉痠痛、失眠、荷爾蒙失調、免疫失能等，去醫院檢查可能正常，或有些微的異常醫師說再觀察就好，也就是說不到**疾病**的程度，但對你造成**困擾**；這我們稱之為「**亞臨床**」症狀。或許很不舒服，或許你很困擾，或許你以為是某種嚴重的疾病所導致，這時你還不知道不是**器官**的問題，而是**系統功能**的問題。

　　對一般西醫來說，檢查沒有問題就沒有診斷，就只能症狀治療，疼痛給止痛藥，失眠給安眠藥，根本問題還是沒有解決。如同池谷敏郎醫師所說：「大醫院的醫師會希望把有限的時間用在重症、緊急性高的患者上，因此**對於檢查沒有特殊異常但卻不舒服的患者，通常會敬而遠之，**這並非大醫院的醫師太冷漠，而是他們的角色不同。」

　　幸好認識了**功能醫學**這樣的利器，可以檢查人體各個**系統功能**，我認識到人體有複雜的交互作用，我喜歡用**心理免疫神經內分泌系統**（psycho-immune-neuroendocrine system）來統稱，簡稱為 **PINE 複合體**。[1]

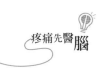

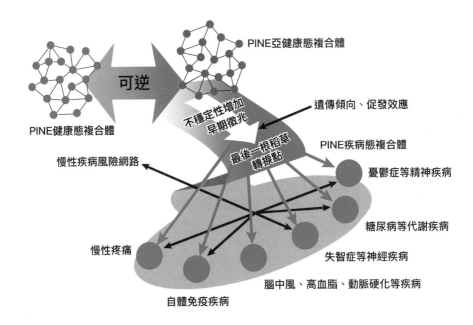

【圖1】它在 **PINE 亞健康態複合體**（或稱疾病前態，PINE pre-diseasome）是可逆回健康態的。也是功能醫學或整合醫學的主要治療對象。若輕忽可能因為遺傳傾向、促發效應（如病原體等毒素），演變到 **PINE 疾病態複合體**（PINE pathome）。

　　功能醫學搭配**肌力測試**，這兩者對我的行醫生涯有非常大的啟發。我整理出來，**整合醫學**帶給我和病人的價值有以下三點：

1. 開闊視野，提供更多評估和診斷可能性

　　美國足科醫學專家 Dr. Lenny Horwitz 曾對台灣的醫師們提醒到：「**你治療你看到的，但你只看到你知道的。**」言下之意就是你要知道更多，才有辦法治療更多問題。

　　功能醫學將身體分成七大功能：同化、防禦與修補、能量、生物轉

化及毒素、運輸、傳導與溝通、結構，故稱**功能醫學**。針對慢性疼痛及其他怪奇症狀，我再**整合**動作控制檢測（如 InK 注射肌動學，NKT 神經動能療法）、ART 自律反應測試、神經療法、APN 應用精神神經生物學、順勢療法、花精、脈輪清理、催眠療法等，故稱**整合醫學**。不管你在大醫院做過多少檢查都說是正常的，我保證你在功能醫學裡能找到異常！當然也是因為它過於靈敏，所以是否跟你的症狀有關係，需要專業醫師的判斷。

很多人不知道，其實醫療是需要**試誤學習**的。例如你的腰痛，醫生診斷是肌肉拉傷造成，於是給你一些消炎止痛藥（其實給你哪個藥也是一種試誤學習）。沒有用之後，才會做進一步的檢查，然後決定是否要打針或開刀。看到這裡，或許有人會很難過或生氣：為什麼沒有辦法一開始就找出根因，對症下藥？很抱歉，醫療還沒進化到這個程度，這不符合公衛經濟和醫學倫理。舉例來說，其實有一部分的腰痛是帶狀皰疹所引起的，又有一部分是僵直性脊椎炎、癌症，如果要達到上述的理想世界，那是不是所有腰痛來的病人都要做所有檢查？如果是你，願意每次大小病都做所有的檢查做一遍嗎？你願意，健保局也不願意！鉅細靡遺的檢查，會不會查到一堆跟你症狀其實不相干的東西？所以只能根據世界各國專家整理出來的治療準則，給予大多數的人都適合的診斷和治療。

當然仔細的病史和身體檢查，加上豐富的知識和經驗，可以減少試誤學習的過程，但醫師總是要先決定一個方向。萬一開了刀之後還是痛怎麼辦？回過頭來發現你核心沒力，也不知道你是本來就沒力，還是開完刀之後才沒力，這便是為什麼治療的過程總是由淺入深，從低侵入性到高侵入性。說不定你的慢性腰痛當初只要做個核心訓練就好了！但是這就牽涉到**當初看診醫師的腦袋瓜裡有沒有重視核心沒力這件事**，假設一位醫師他是「奉影像為圭臬派」，也就是說他喜歡給病人影像診斷（一

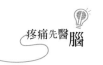

般人最容易被暗示的診斷方式），馬上安排核磁共振說：「你這是椎間盤突出，要開刀！」而你也喜歡影像診斷，看到這裡有問題就當真，兩人一拍即合，就決定開刀了。

同樣地，功能醫學讓我看到更多的可能性。自從學了功能醫學之後，我的腦袋瓜裡就有粒線體、病原體、腸道菌叢失衡、重金屬、免疫、荷爾蒙、神經傳導物質、甲基化……等鑑別診斷。根據更廣泛、更全面、更全人的觀點去著眼，在大醫院檢查都正常的情況下，提供了更多的施力點。自從我學了肌力測試之後，發展 **InK 注射肌動學**的初衷也是為了**找出根因，快速診治**。

2. 揭露更多隱藏的故事，提高準確性

肌力測試，又稱肌肉反應測試（muscle-response testing）或肌肉張力反應回饋（tension response biofeedback），我所學習過的系統有**NKT 神經動能療法**、**ART 自律反應測試**、**PAK 專業應用肌動學**，TFH 觸康健則是稍微有接觸，最後再自己發展出一套 **InK 注射肌動學**。如同我在第一章所描述的，它不是看你的肌力**絕對值**，而是測試大小腦和肌肉的**函數關係**。對於**核心無力**、**動作控制異常**等**功能性不穩定**的評估和治療都非常有效，所以我把它稱之為看不見的結構。

當我用 **InK 注射肌動學**測出「**你的深層核心**」是肚臍，通常可以發現病人有腸胃道的問題；是腦部的時候，發現病人常常有過多的壓力及未解情緒；測出來顳顎關節時，病人通常有咬合不正、磨牙，或成長的過程中有咬著牙度過難關或憤怒的情緒。治療完後，核心及所有神經肌肉控制馬上回來，而且通常是永久性的。我可以更深層的了解病人用什麼代償，以及習慣的動作模式。這就是在找出造成你的慢性疼痛更深層的原因。剛剛提到肌力測試，是測試肌肉與腦部的連結，所以它甚至能

跟你的意識、高我溝通，能夠找出最適合你的治療方式。

1970 年代德國生物物理學家 Fritz Albert－Popp 發現 DNA 會發出微弱光子（ultraweak photon emission, UPE）做細胞內外之間的溝通，甚至生物體之間的溝通，例如細胞分裂輻射（mitogenetic radiation）[2]。Dr. Klinghardt 運用他的**生物光子場**（biophoton field）理論，發展出 **ART 自律反應測試**，大幅提高肌力測試的準確性，是改變我一生的治療評估系統。他們曾經做過研究，找 14 人針對 51 項常見過敏原，用 ART 測試受試者對什麼東西過敏，然後讓他們去抽血做 IgE 過敏原測試比對。結果，測試結果發現敏感度 78%，特異性達 94%，整體精準度 85%[3]！

美國芝加哥的西北大學研究發現人體 DNA 會發光，DNA 的雙螺旋結構更是保存生物光子最完美的結構[4]。我覺得 ART 對我最大的幫助是，可以更快速地拼湊或揭露病人所發生過的事情，形成一個完整的合理的故事，利用大腦意識及自律神經連結到肌肉反應，讓我知道造成他疾病最主要的原因及最適合的治療。Dr. Dave Ou 在《能量診斷：診斷和慢性疾病的開創性論文（暫譯）》 一書中則提到他學習整合醫學如何提高診斷和治療，從一開始競競業業的懷疑求證，到克服並減少試誤學習的過程，十分激勵人心；內文提到，「如果問我整合醫學是否能夠**收集到比傳統醫學更多的資訊**，答案是肯定的！也因此給我的行醫生涯帶來極大的快樂。…… 藉由**自律反應測試**我可以辨識出病人主要的議題，並且幫助病人恢復。[5]」

整合醫學能收集更多資訊，找出問題核心，對我來說是治療的關鍵！

3. 病人教會我的事，提供更多治療可能性

我必須說，很多另類療法我一開始也是非常懷疑到底有沒有效的。都是病人非常「實錘」的反應，告訴我「有效！」 不好用或病人沒有反

應的另類療法，就會被我慢慢放棄。

我曾經遇過吃麩質眼睛會有嚴重過敏的病人，做了 **SAAT 索氏去敏療法**之後，竟然大幅度改善了，而他之前看了眼科及各種另類療法非常久。後來應用在各種過敏、癢疹、失眠、慢性疼痛的病人身上，都出現了療效，甚至有一位吃綠豆就會打嗝的病人，在做完 **SAAT** 之後竟然吃綠豆也不打嗝了。

我還是有很多的「思想求存」，畢竟我生長的環境沒有這麼多對經絡或能量敏感的人（或許我從小生長在中醫世家，我很快就接受了），因此在我從小構築的思想堡壘中，就沒有能量這一塊，加上後來的醫學科學訓練，對於這種看不見又無法驗證的東西，當然就無法相信其存在。總之，你不敢相信我一開始學習整合或另類療法的時候有多掙扎！

當然有很多是因緣際會，因為學習增生療法，後來學習靜脈營養療法及功能醫學、神經肌肉控制及肌力測試，出國學習的過程中認識越來越多的醫師和治療師，他們分享他們的療法和神奇的經驗，我感到好奇才去學習。

像一開始學順勢療法的時候，也覺得「那是什麼呀？完全沒有道理！」可是你要知道，順勢醫學可是全世界最廣泛使用的另類療法，比傳統中醫還多。沒錯，傳統中醫也被 W.H.O. 列為另類療法，可是有沒有注意到？你就很自然地接受它了！它也講一堆經絡和能量這些看不見又摸不著的東西，但是在我們從小接觸的文化中有這一塊，或許是出於一種尊重，也或許是你身邊有人接受中醫治療之後症狀改善，你不會這麼強烈的批判它或質疑它的評估系統和療效。我就開始自我覺察，為什麼我對順勢療法就這麼抗拒呢？

於是我開始去接觸它的理論，找到一個我可以接受的說法，那就是「**雙相劑量效應**」（hormesis，又稱**毒物興奮效應**）：同樣的一個物質，

有可能在高劑量的時候是毒物，在低劑量的時候是好物 [6]，讓我聯想起以前在腫瘤科實習時，低劑量砒霜可以治療某些癌症；有興趣可以參考《誰說無毒一身輕？看壓力和毒物如何讓我們更強健》一書，書名中舉的例子是壓力，我們知道一點點壓力可以讓我們更有動力去衝刺，完成一些我們覺得不可能的事，可是過度的壓力會壓垮我們。除此之外，雌二醇、組織胺、皮質類固醇、血清素、維生素 D、嗎啡、運動……都發現有**雙相劑量效應**，最近最有名的一篇，便是知名期刊統計超過 26 萬人的數據，竟做出重量訓練一週超過 140 分鐘可能提高死亡率的結論 [7]。

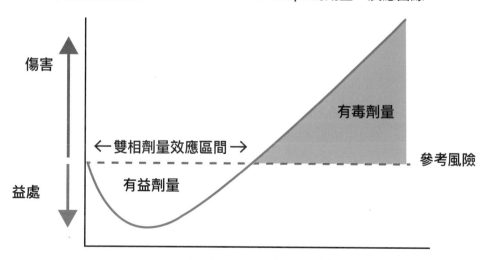

雙相劑量效應：Hormesis J or U shape的劑量—反應曲線

【圖2】雙相劑量效應的劑量—反應曲線成 J 或 U 型：毒素劑量越大，造成傷害越大，是為有毒劑量；但在雙向劑量效應區間，產生反相的效應，反而對身體產生益處，是為有益劑量。

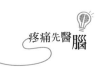
對**慢性疲勞症候群**來說特別有效用的**低劑量氫羥皮質酮**（low-dose hydrocortisone, LDH）療法也應運而生，本來是壓力大才產生的物質，但低劑量**好的類固醇**竟能幫助我們對抗疲勞[8]。

在學習靜脈營養療法的過程中，也提到靜脈給予低劑量的**維生素 C**有抗氧化的效果，而高劑量的維生素 C 則是給與氧化壓力，是完全相反的作用[9]。**褪黑激素**、**硒**在高低劑量作用也不盡相同。

其實我們台灣增生療法醫學會在做的增生療法也是如出一轍，在肌腱韌帶使用 15% 的葡萄糖，在關節內使用 25%，而在神經周邊則使用5%，過高的濃度則可能傷害神經[10]。

爾後我發現世界上存在各種「低劑量療法」：低劑量氫羥皮質酮、低劑量納曲酮、低劑量免疫療法、低劑量 K 他命靜脈注射[11] 等。

納曲酮是非選擇性的類鴉片受體拮抗劑，原本是用在癌症、AIDS、成癮症等，但只用不到十分之一劑量的**低劑量納曲酮**（low-dose naltrexone, LDN）療法，目前發現能夠增加**腦內啡**，改善微膠細胞的神經發炎、平衡免疫系統，對於慢性疼痛、纖維肌痛症、多發性硬化症、克隆氏症、骨盆腔疼痛、複雜性局部疼痛症候群等病症皆有幫助[12-14]。

我在 2021 年 5 月上美國醫師 Dr. Ty Vincent, MD 的**低劑量免疫療法**（low-dose immunotherapy, LDI）課程，課程中他就說它的原理類似**順勢療法**，就是將引發你免疫反應的物質不斷地稀釋，增加身體的耐受性。例如你對蛋、灰塵過敏，我就把蛋或灰塵不斷稀釋，稀釋到 10 的 3 次方、6 次方、9 次方倍。於是你的身體產生雙相劑量效應，原本對你有害的物質，變成有益的物質，身體逐漸習慣接受它，增加**耐受性**，對它免疫，甚至變得更健康。下次你再遇到這個物質的時候，身體就不會害怕恐懼了。日本曾做過研究，針對小麥、奶蛋、花生過敏的孩童做低劑量免疫療法（其中甚至包含會過敏性休克的個案），發現一半以上症狀顯著改善，連免疫

數值上都發生了變化 [15, 16]。

　　有一天我早上醒來，一直流鼻水像水龍頭一樣，真的很煩，於是我擤出米粒大小的鼻涕放入水瓶，充分混合並震盪 50 下，然後再把水倒掉 99%，再把水加滿，然後再震盪 50 下，這樣的過程又重複兩次；喝下這瓶水後，我的鼻涕竟然停止了。這就是為什麼在毒素很多，又無法負擔排毒療程的病患身上，我會推薦他最簡單的排毒療法：**順勢尿療法**（Auto-urine therapy）[17]，因為尿是身體排出的毒素，應重複大量稀釋後產生**雙相劑量效應**使用，對我來說比較合理。（完整作法請參考我的 YouTube 影片〈怕喝尿？那就來試試「順勢尿療法」！簡單自我調整體質、促進代謝！〉，當然有些更頑強的病原體還是需要完整的**排毒 5R 療程**，但是不妨一試。）

　　順勢療法（又稱同類療法）原理便是將**同類**症狀的物質不斷稀釋，利用雙相劑量效應，啓動細胞**訊息**傳遞鏈瀑布般的連鎖效應，彷彿用奈米分子跟你的 DNA 溝通，調節基因表現及細胞功能 [18, 19]，對我而言不過是**更極致的低劑量療法**，我理智上慢慢地接受了，在病人身上也逐漸看到療效，我才真的接受了這個療法。

　　順勢療法目前在疼痛方面的研究有下背痛（效果可比辣椒素）[20]、纖維肌痛症 [21]、退化性關節炎和肌腱病變（療效可比消炎止痛凝膠）[22, 23]、失眠 [24]、偏頭痛（減少發生頻次）[25]、類風濕性關節炎 [26]、腕隧道症候群 [27]。當然我也承認研究還不夠多，需要更進一步。

　　物理學博士 Seth Lloyd, PhD 曾說：「大自然是偉大的奈米技術專家。為生物提供動力的化學機械系統都是由奈米級和亞奈米級的複雜分子結構所組成。」或許可以為順勢療法這樣的**訊息醫學**下最好的註解。

　　接觸了順勢療法、花精、頻率療法的代表之一定頻微電流、量子醫學等，我也設計了**訊息轉換器**，神奇的反應說不完，這也是病人教我的。

曾經有位嚴重類風濕性關節炎的病人，膝蓋大量積水，反覆需要抽水，幾乎每次都 7－80cc；有一次我突發奇想，把他抽出來的關節液，利用訊息轉換器做反訊息再傳入針劑，以葡萄糖為載體，結果下次來積水只剩 5 cc！後來許多個案這麼做，也獲得不錯療效。後來又有一位朋友去海邊玩，腳底被水母螫傷，自行擦藥將近兩週完全沒有改善，正好我手邊有水母毒素的訊息瓶（nosode），於是再度利用訊息轉換器做反訊息到礦泉水給他，喝了三天竟然傷口完全好了！從這幾個例子我發現，順勢、訊息醫學，真的要非常精準才會見效，否則一點感覺都沒有也是理所當然，跟相信不相信似乎沒有關係。

此外還有**生物磁場配對療法**，我原本也是半信半疑，一直無法驗證，直到有一位非常敏感的病人，他放磁鐵的地方竟然出現一片紅熱的皮膚變化，回去又出現排毒反應！我才真的相信這個療法是真的有在發揮作用的。

愛因斯坦曾說：「**一個想法如果在一開始時聽起來不夠荒謬，那就毫無希望。**」

這些就是病人教會我的事。世界上特別又有趣的療法燦若繁星，或許用現在的科學無法解釋，用大規模的人體實驗也無法驗證出療效，但是在不同的個人體質身上卻能發揮效果。偶而也會有人來指名要做某某另類療法，但基本的檢查均未做；身為醫師我還是會先檢視有哪些主流醫學該做的檢查和治療你還沒做過，然後請你先去做，再來嘗試這些整合醫學的評估和療法，並且是有監控的、在評估對你適合且安全的。在這種前提下，相信我：**有事可以做，總比什麼事都不能做好。**

附錄二

沒有人會無緣無故痛得要死——談覺察

費登奎斯（Moshé Feldenkrais，身心整合教育系統的奠定者）強調**動中覺察**（Awareness Through Movement, ATM），印象中這是我最早聽聞**覺察**這兩個字。每天呼吸、走路、睡覺，你都習以為常，等到哪天出問題的時候才發現，原來這些事情也可以這麼困難。心理學博士 Kristine Klussman 研究發現自我連結是身心健康的關鍵；換句話說，許多疾病的產生起因於和自我失去連結。透過肌肉、營養、情緒，有助於找回連結，發覺恢復的力量在自身上。

第一章談**動作控制**，就是讓你覺察弱連結，重新建立自我連結：原來平常習慣用這樣的姿勢動作，習慣用這樣的代償，大腦的神經肌肉控制習慣了這樣的迴路，讓過勞者持續疲勞，弱者持續衰弱，直到不堪負荷，身體才出事。我們必須覺察，並隨之調整行為模式，才能逃脫出迴路。

第二章談**肥大細胞活化症候群**，我認為肥大細胞是身體的守護者，因為有病原體等各種毒素入侵，所以才活化釋出各種發炎物質，企圖反擊。我們必須覺察對食物、化學物質的反應，才能排出毒素、避開誘發因子。

第三章談**情緒**，當意識和潛意識打架的時候，永遠是潛意識贏。我們必須覺察到生病的次級獲益，自我接納，才可能**選擇**關閉 ON 細胞，

開啓 OFF 細胞。

覺察之後可以改變動作控制，而就像本書中提到的，動作控制也會受到大腦皮質、杏仁核、預設模式網路等部位調控，也會與毒素及情緒相關，藉由覺察，你才有機會改變動作控制、改變毒物湯、改變情緒在你腦中的神經傳導，透過神經可塑性重組大腦。**慢性疼痛是大腦的壞習慣**，如果沒有覺察，要怎麼改變你的**固定模式**？

診斷藏在病史裡

我看診的時候很常聽到病人講一句話：「我不知道我為什麼會疼痛。」

或許你也是這樣，但這並不怪你，因為醫療人員的角色就是幫助你找出可能的原因。但可惜的是很多人**選擇性的相信**。我希望你保持**開放**的態度，接納各種**可能性**，因為**沒有人會無緣無故痛得要死**，原因藏在細節裡。如果你只相信**病理診斷**（骨刺、椎間盤突出、半月板破裂、韌帶損傷、旋轉袖肌腱撕裂傷），已經有無數研究發現影像與症狀不成正比了，你的病理診斷真的能**完整解釋**你的病情嗎？那只是一個資訊，跟你的症狀成比例嗎？再看得更深入一點：**為什麼**會出現這個病理診斷？

愛因斯坦曾說：「如果給我一個小時來解答一道決定我生死的問題，我會花 55 分鐘來弄清楚這道題到底在問什麼。」

從什麼時候開始的？當下在做什麼？病發前三個月內發生什麼事？做什麼加重疼痛，做什麼改善疼痛？疼痛是否影響到睡眠或心情？有沒有不合理之處？例如：影像跟症狀嚴重度成比例嗎？為什麼無法修復？為什麼發炎無法消散？

研究顯示 **83% 的診斷藏在病史裡** [1]，前提是仔細的問診。功能醫學

有個非常厲害的工具叫做**時間軸**（timeline），我在整合門診會花大約 20 分鐘的時間釐清病人事情的經緯。例如病人腰痛被診斷椎間盤突出，在一次搬重物後發作，可是他每天搬類似的東西都沒事，那天是不是發生了什麼事？正常兩個月內會逐漸康復，他為什麼沒有？故事中有沒有不合理的地方？為什麼會發生？

長期核心沒力？半年內有感染事件？腸漏症或腸道菌叢失衡導致免疫出問題？慢性過敏？工作或家庭壓力大？藥物或失眠導致修復能力變差？缺乏營養素或荷爾蒙失衡？以上種種原因都有可能導致身體處於慢性發炎的狀態，診斷藏在病史裡，**聆聽病史**可以獲得非常多的資訊，從病史出發去分析、推敲疼痛背後的**機轉**（為什麼會痛）而排出的檢查和治療，遠比只做影像檢查臨床上更相關、更能找到根因，更能治好你的症狀並改善功能。

這不是我個人觀點，而是學者做了研究證實療效並大聲疾呼，鼓勵所有疼痛治療醫師都**典範轉移**，做這樣**機轉診斷治療**（mechanism-based therapy）[2, 3]！差別在於它是**症狀→機轉診斷→治療**，而非舊有的**症狀→病理診斷→治療**。

許多病人在我把一路診斷治療的心路歷程，按**時間軸**列寫出來後，都可以找到久病不癒的蛛絲馬跡。不再那麼「我不知道我為什麼會痛」，反而會越說越多。而**傾訴本身就是療癒**，因為它能重整認知、釐清、從更高的視野看見自己、減少自我防衛與抗拒、完形（Gestalt）不被遺忘、理解溝通等[4]。甚至有病人看了時間軸後，發現造成他慢性疼痛原因原來這麼顯而易見，怎麼一直沒看見！

但還是有人就是**假裝看不見**。我執業看遍複雜疼痛的病人的體悟：人非常善於欺騙自己，即使**話中已經充滿了矛盾與糾結**。

· 「壓著疤痕我的核心就有力了，好神奇喔！可是這是很久以前的

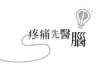

疤痕誒，不可能影響我的腰痛！」

‧「我的痛跟腸躁症、過敏有關？我這樣吃好多年了，怎麼會驗出這麼多過敏原？」

‧「我葛森療法好多年了，前一陣子帶狀皰疹爆發。後來開始疼痛，跟免疫有關？我很養生，免疫很好呀！」

‧「生產、泌尿道感染後我身體一落千丈，各種疼痛，但應該還是那次曬衣服扭到……」

‧「經期來了腰痛會加劇，可是我沒有荷爾蒙的問題呀！」

‧「平常不痛，但每次壓力大或煩躁就肩頸痠痛，可是真的不用治療椎間盤的部分嗎？我的疼痛跟情緒沒有關係。」……

上面六句話，你能找出前後矛盾嗎？我只能提醒他們**看事實**、**覺察**，可能會發現事實與你的信念有很大的差距。這些疑問每天在我診所上演，也是我寫此書的初衷，藉由整本書完整的思路娓娓道來，希望更多人理解。若是你發現這本書的任何一小段對你有幫助，我邀請你分享給身邊所有的朋友，或至少把那一段給你朋友看。

對我而言，覺察的意義有二：**選擇**、**前進**。**完形治療**的黃金鐵三角就是覺察、選擇、負責，並且先處理浮出表面的問題[5]。沒有覺察，就會像機器人一樣，日復一日用電阻最小的路徑困在**自動化模式**，沒有選擇，被動地活著。人不會做對自己沒有好處的事，大部分的人安於現狀最大的好處就是覺得舒適安全，覺察後才能**選擇**、跳脫，為自己、他人、未來的人生**負責**，不被過去所束縛，朝著目標邁進、蛻變。

附錄三
我的親身經歷療癒之旅，對我有用的技術！

以下治療屬於我自身的經歷，純屬個人經驗。每個人的狀況均不同，請經過**了解這些療法的醫師**評估後施行。

腦霧

自從我大一發生車禍之後，四肢癱瘓兩個多月，爾後斷斷續續復健兩年。全身四處疼痛，並且嚴重的腦霧，常常覺得無法集中注意力，有種「不在線上」的感覺。最明顯的一次進步，就是接受了 Dr. Klinghardt 幫我打**神經療法**中的「荊棘之冠」，瞬間整個腦袋都清醒了，好了九成。隔天有嚴重的排毒反應，美國講師使用自律反應測試幫我加上**活性碳**、**單月桂酸酯** (monolaurin) 後才改善。剩下那一成，則是在功能醫學會議上，聽從 Sara Gottfried, MD 醫師的建議做**排毒 5R 療程**，利用**腸腦連結**，慢慢改善大腦神經發炎。爾後也加入**大腦排毒精油按摩**或利用蜂毒乳膏，促進**膠淋巴**回流。

左肩疼痛

我左側肩胛骨內上角的提肩胛肌肌腱長期疼痛，做過多次類固醇注射都沒有明顯改善，反而越來越容易疼痛。這發生在我剛開始接觸**增生**

療法的時候，所以有多位醫師（包括香港的林敬熹醫師）幫我打高濃度葡萄糖，才真的大幅改善！但也不是一次就全好，也是需要抽絲剝繭，包括在上內臟筋膜鬆弛術課程時，發現和膽囊有關，以及汪作良醫師幫我平衡全身筋膜之後也有顯著改善；同時經過各式徒手治療、紅繩懸吊運動訓練，有次洪辰宇醫師幫我治療到上頸椎（推測跟車禍有關），才又更進步。

打嗝

車禍之前我就常常莫名其妙地打嗝，車禍之後更嚴重，也許跟脊髓反射增強有關；吃了不乾淨的食物後也會加劇。最嚴重的一次就是在美國上 **FSM 定頻微電流**課程時，在飯店餐廳吃了草莓優格和牛排，整晚都在打嗝。隔天老師 Carolyn McMakin 問我怎麼了，我把情形告訴她，她覺得我的症狀跟迷走神經有關，所以用黴菌／迷走神經的頻率幫我治療，打嗝當下立即停止！當然，我後來還是放鬆了胃部及橫膈膜之間的張力，並且做完排除黴菌毒素的療程，才真正改善。

頸椎痛

頸椎是我的大魔王，自從大學車禍全身癱瘓兩個月後，時不時就會痛起來。剛拿掉頸圈那一年，做什麼都有效：整脊、推拿、針灸、增生療法……，後來就越來越怪，做什麼都沒效，也越來越難發現什麼時候會痛起來。所幸在 **NKT 神經動能療法**課程中，發現我頸椎的動作控制與動眼肌、疤痕等等相關；隨著我後來上更多課，包括 ART 自律反應測試，我明白這些部位暗藏情緒。開始接觸**情緒排毒敲打**、**表達性書寫**、**EMDR 眼動減敏與歷程更新療法**、**冥想**等，有次喝**花精**，只是一小口，我整個脖子到雙肩一路放鬆到有點暈眩的地步。機緣巧合下做了**生物動**

能式顱薦骨療法，突然進入**催眠**狀態，當時回想起前世的一些事情極為難受，但了解到這些因果循環後，我的頸椎痛趨於穩定。

但另外困擾我的是，我的頸椎到左腦這段偶而會有一些抖動感，尤其在冥想到眉心輪的時候會不自覺的扭動，喜見 Neil Nathan 書中提到跟**黴菌毒素**有關，於是重啟排毒，又大幅改善；接著做靈擺療法、頌缽療癒、CoRe 量子治療等，讓我逐步進步。最後**鼻吸催產素**（擁抱荷爾蒙）讓我腦筋深處的一條筋膜徹底鬆開，同時讓我充滿愉悅幸福感，不想吃甜食。我一直是個大麻瓜，感謝我的頸椎讓我重新認識自己是個充滿靈性的人！

敏感體質

學習自然療法的過程中，講師有時會帶到一些能量療法。有些講師的氣場真的很強，可以明顯感受到，於是我慢慢也有一些感覺。後來遇到一些特殊的病人，有時候真的會有「卡到」的感覺。例如有一次治療一位病人的膝蓋，突然手和背脊一涼，非常不舒服；還有另外一次也是幫病人治療完之後整個人噁心嘔吐，十分痛苦，當下是使用 **FSM 定頻微電流**才緩解。後來發現有非常多的醫師及醫療人員也深深為**病氣**所苦，我開始探索各種防禦方法。所幸認識一位道士級的好友，他教我自己辨識能量好壞，是否有不請自來的靈體干擾，並且靠自力處理，發現自己的心靈穩定才是最強大的。

我也發現大部分所謂的**共感人，其實是跟自己的過去經驗連結**，而不是跟對方的情緒連結（箴言：「如果你是張白紙，**沒有經驗過這個情緒，你就無法共感這個情緒。**」），所以那只是個誘發因子，到最後還是自己的課題。我上過這麼多醫學以及身心靈的課程，結果是在上完**統域**名為 Tabula Rasa（白紙）的課程後，有最大的突破；並以此為契機，

在 **InK 注射肌動學**進階課程中，發展出更新的心法，希望能幫助更多醫療從業人員。

慢性疲勞

自從早期開業忙到把自己燃燒殆盡（burnout）之後，並且有能量耗盡、快樂不起來、喪失幽默感的感覺。功能醫學的**神經傳導物質檢測**，發現各種神經傳導物質全面低下，所以開始使用**適應原、BHRT 生物等同性荷爾蒙療法、靜脈營養治療**（包含**低劑量氫羥皮質酮**）。曾經精神不濟到一度懷疑我是**肌痛性腦脊髓炎／慢性疲勞症候群（ME/CFS）**，因為這大部分跟感染有關，所以我抽血發現我竟然有巨細胞病毒的問題，於是配合**功能免疫學**，調整自己的免疫系統。以前治療完病人必定立馬昏睡，現在已經不會有這個現象。

痔瘡

試過類固醇乳膏、金縷梅藥膏、七葉樹順勢產品、乙字湯、益生菌等，似乎稍有改善，無法根治；但有一次吃到壞油的炸雞，結果整個大爆發。我才驚覺「油」對我的症狀來說是最重要的！於是我開始大量補充魚油，真的改善超多！巧合的是那時候剛好聽 Scott Forsgren 的 Podcast（當時在美國一起上 Dr. Klinghardt 課程的同學，他是自然醫學界超級知名 Podcaster），那集提到油灌腸[1]（請勿在無專業人士的指導下進行），我買了來賓 Udo Erasmus 的名著《療癒的脂肪，殺人的脂肪（暫譯）》了解做法；配合有止血效果的岩玫瑰、刺蕁麻，症狀改善。這次經驗對我來說最重要的學習是「**覺察、抓住機會**」。

膝蓋痛

我左膝外側走路走久了就會劇痛，痛到我無法前進，必須蹲下來。在膝關節做了幾次增生療法及徒手治療，也換了好幾個鞋墊，竟然都沒有明顯改善，我灰心之餘又評估了腳踝及髖關節，並做了動作控制訓練和礪谷力學療法，很驚訝的是，在一次上完**赤足訓練**課程之後，竟然完全感覺不到疼痛了！於是我確定跟腳踝及臀大肌的啟動有關。隨著我們增生療法技術的演進、經驗的累積，洪綱醫師發現我的**脛腓關節**非常不穩定，且骨皮質有破損。於是打在附近的韌帶，並做**骨內注射**，那陣子真的完全無痛了！後來又請楊振亞醫師幫忙多打幾次，逐步改善。順勢療法似乎也有幫助。

鼻子過敏

每天一早起來就會瘋狂流鼻水，做了急慢性過敏原檢測，我竟然都沒有。但神經傳導物質檢測發現組織胺較高，我也在平日飲食中發覺到，我吃組織胺含量較高的東西，就會流鼻水或打噴嚏，才確定是組織胺不耐症。其實生命已經給很多線索了，包括我發現對我來說最有用的藥是 Xyzal（一種抗組織胺），於是致力於研究**肥大細胞活化症候群**，許多講師提到 **SIGHI 食物清單**（組織胺排除飲食清單），我才發現原來早就有人整理得如此完美，所以跟該組織申請授權，已翻譯成中文版 [2]，希望能嘉惠台灣民眾。

我的鼻過敏也跟慢性疲勞有關係，因為早晨是一天皮質醇最高的時候，這時候我們抗發炎的能力應該要最強才對，我的過敏的確會因為疲勞加劇；用過各種鼻噴劑，其中最有效的竟然是在 iHerb 上買的順勢鼻噴劑，看了一下內容物，我覺得跟抗拒上班、抗拒與人接觸，鼻噴劑順

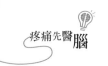

勢成分幫助我增加耐受性有關。有一次看牙醫時，也意外發現左側鼻竇裡都是黏液，於是開始使用次氯酸水洗鼻、臭氧灌鼻、吸入式穀胱甘肽，流鼻水的現象也大幅改善。上了黴菌毒素的課程之後，按照裡面的做法，幫自己製作了黴菌毒素精油鼻噴劑，舒服又醒腦。

預防新冠肺炎

首要優化免疫力，包括吃得好（光是**蔬食**便可降低 9% 感染率，降低中重症比率達 41-73%）、睡得好、減壓、運動（可降低 15% 感染率，降低重症及死亡率達 58% 和 76%），健康的生活型態是對抗疫情最強大的武器、最符合成本效益的策略，應大力推廣並日常實踐 3-5。許多人也擔心疫苗副作用，目前研究發現影響因素很多，但最重要的共同路徑就是**腸道菌叢**是否健康 6，所以還是回到**排毒 5R 療程**；萬一你已產生疫苗副作用或 COVID-19 的後遺症（長新冠），我認為跟**肥大細胞活化症候群**及**心理免疫神經內分泌網路**（psycho-immune-neuroendocrine, PINE，包含**自律神經**）有關 7, 8，可參見第二章，我通常建議全面功能醫學檢查（包括組織胺、神經傳導物質、免疫功能、病毒再活化等）找出問題並積極的治療介入、靜脈營養、神經療法等。

如果平時想再強化病毒防禦力的話，可適量攝取維生素 A, D3、鋅、接骨木、褪黑激素、類黃酮（如薑黃、綠茶萃取物、槲皮素）等；研究發現血中維生素 D 濃度低於 20 ng/mL 的人，比高於 40ng/mL 的人重症率高了 14 倍 9-11！我也建議一併使用鼻噴劑，例如 Xlear® 或次氯酸水洗鼻，甚至用天竺葵、檸檬、尤加利、百里香做的精油 12-16。未來不知道還會不會有其他的傳染病，全面提升自己的免疫力，良好的生活型態我認為是最重要的。

以下是我較為常規在做的強化健康的方式：

方式	頻率	目的
動作控制檢測（InK 注射肌動學、NKT 神經動能療法）	一週一次、不定期	找出自己的弱連結，釋放深層核心；覺察腦與肌肉的連結
神經療法	一個月 2-4 次	平衡自律神經，荊棘之冠排除腦霧
礦谷力學療法	隨時隨地融入日常生活，尤其是轉彎及穿脫衣物的時候	從日常生活中自我調整髖關節及骨盆（需要先判斷腳型）
重量訓練、瑜伽等運動	一週 2-3 次	增加肌肉量，促進新陳代謝，維持體態，我個人還滿喜歡健身環的，可以強迫自己做不同種類的運動
刷洗身體	每天洗澡時	用無印良品沐浴刷（用了十幾支，發現無印良品的最好用）刺激皮膚及淋巴系統，搭配閘門控制理論改善疼痛
上顎漱口	每天洗澡時	活化迷走神經，配合神經元修復運動
腳趾分離器	每週一次睡覺時	伸展腳趾筋膜
深慢呼吸	配合冥想、不定時	冰人呼吸法（https://reurl.cc/QLMM0M），調節自律神經，有時甚至把嘴巴貼起來睡覺，避免口呼吸（菩提格呼吸）

蒸氣室、紅外線桑拿	一個月 2-4 次	排汗、排除重金屬
排毒 5R 療程	1-2 年一次	檢測腸道菌叢、病原體、重金屬等毒素後，重整腸道，提升免疫力、安撫肥大細胞
靜脈營養	一個月 2-4 次	補充高劑量維生素 C、魚油、穀胱甘肽、BCAA、鎂及微量元素等，維持活力、支持消散
僻靜	1 年一次	間歇性斷食、冥想，排除壓力及重啟身體修復例，恢復體力
冥想、情緒排毒敲打	每天睡前	釋放壓力、平衡情緒，安撫「腦中的惡魔」預設模式網路；最近愛在揚升金字塔 (ascension pyramid) 幫助冥想深度
接地墊	讀書、使用電腦時	電磁波接近多時，我會使用 Rayonex 電磁防護尺減少干擾，並接地以排除電荷
CoRe BBR 信息能量系統	一個月 2-4 次	BBR 是內含自體頻率，我用來平衡自己的能量狀態
適應原、生物等同性荷爾蒙、維生素 D$_3$	每天早上	釋放壓力、平衡神經傳導物質、維持活力及日夜週期健康

褪黑激素乳膏	每天睡前	粒線體抗氧化、修復腦漏、保護神經、調節 NF-κB（與發炎及癌化有關的蛋白，控制 DNA 轉錄）等免疫路徑，增加優質睡眠
大腦膠淋巴排毒	每天睡前	使用內含芫荽的精油，抹在頸靜脈處，幫助大腦膠淋巴系統回流 除此之外我很有感的芳香療法尚有鼻噴劑、清新十香、DiGize®、牟尼香
鼻噴劑	每天早上	減少黴菌毒素累積，鼻腔與自律神經（蝶顎神經節）連結，加以調節

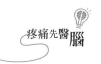

{後記} 在疼痛面前謙虛學習

適逢父親節、中元節後，疫情中茁壯的診所即將滿一週年。

緊張、興奮。緊張的是書中有許多大開腦洞的內容，有待未來研究驗證，有待開放的你嘗試。《醫學的張力》闡述醫學自帶的安慰劑效應、療效不確定性、緊張關係，因此對於慢性疼痛，我恪守的原則是：先治療結構上明顯有問題且與臨床症狀相符的病灶，再訓練動作控制，若都處理過了，我再推敲化學、情緒的蛛絲馬跡，逐一處理浮出水面的問題。曾有醫師說「有我在的地方就沒有疼痛」，我則是在疼痛面前，謙虛學習。

興奮的是蟄伏三年，從我上一本書出版後便開始構思本書，我有自信它的內容絕對經典，期盼能讓更多人認識慢性疼痛的多樣性。

我毫無保留地寫出我的經驗及治療祕訣，若您對書中有疑惑的地方，邀請您一同觀賞我與嘉賓的對談直播，或許能獲得解答，可能認識不同的觀點，可能引發不同的想法，分享出去讓更多人受惠。

感謝一直以來陪在我身邊的家人和工作夥伴，你們是我前進最重要的動力。感謝台灣增生療法醫學會一起出國學習的兄弟姐妹們，及一同學習的友會同伴、先進、學弟妹，增廣了我的眼界，豐富我的生命。何其有幸能再次出書，感謝時報出版社，尤其是主編潔欣的支持，讓我能貢獻所學。

2022 年 8 月 14 日晚

王偉全

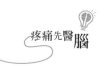

注釋

前言

1. Nakashima, H., et al., Abnormal findings on magnetic resonance images of the cervical spines in 1211 asymptomatic subjects. Spine (Phila Pa 1976), 2015. 40(6): p. 392-8.

2. Brinjikji, W., et al., Systematic literature review of imaging features of spinal degeneration in asymptomatic populations. AJNR Am J Neuroradiol, 2015. 36(4): p. 811-6.

3. Baliki, M.N. and A.V. Apkarian, Nociception, Pain, Negative Moods, and Behavior Selection. Neuron, 2015. 87(3): p. 474-91.

4. Markman, J.D., J.S. Gewandter, and M.E. Frazer, Comparison of a Pain Tolerability Question With the Numeric Rating Scale for Assessment of Self-reported Chronic Pain. JAMA Netw Open, 2020. 3(4): p. e203155.

5. Ballantyne, J.C., S. Fishman, and J.P. Rathmell, Bonica's Management of Pain. 2018: Wolters Kluwer.

6. 村上春樹新聞. 箱根 伝で流れたサッポロビールの CM、村上春樹『走ることについて語ること』. Available from: https://murakami-haruki-times.com/sapporobeercm/?fbclid=IwAR2nkOLFYQpZcQvRVzGWb_Im_zzTjzGqoH2DyjTO21-WLu9qEb9BIH3icII.

PART1

1. Huang, L., et al., The Effect of Exercise Intervention Based Upon the Selective Functional Movement Assessment in an Athlete With Non-specific Low Back Pain: A Case Report and Pilot Study. Front Psychol, 2020. 11: p. 2010.

2. Malfliet, A., et al., Effect of Pain Neuroscience Education Combined With Cognition-Targeted Motor Control Training on Chronic Spinal Pain: A Randomized Clinical Trial. JAMA Neurol, 2018. 75(7): p. 808-817.

3. Niederer, D. and J. Mueller, Sustainability effects of motor control

stabilisation exercises on pain and function in chronic nonspecific low back pain patients: A systematic review with meta-analysis and meta-regression. PLoS One, 2020. 15(1): p. e0227423.

4. Foster, N.E., et al., Prevention and treatment of low back pain: evidence, challenges, and promising directions. Lancet, 2018. 391(10137): p. 2368-2383.

5. Meier, M.L., A. Vrana, and P. Schweinhardt, Low Back Pain: The Potential Contribution of Supraspinal Motor Control and Proprioception. Neuroscientist, 2019. 25(6): p. 583-596.

6. Falla, D., et al., Reduced task-induced variations in the distribution of activity across back muscle regions in individuals with low back pain. Pain, 2014. 155(5): p. 944-953.

7. Panjabi, M.M., The stabilizing system of the spine. Part I. Function, dysfunction, adaptation, and enhancement. J Spinal Disord, 1992. 5(4): p. 383-9; discussion 397.

8 .Lephart, S.M., et al., Proprioception and neuromuscular control in joint stability. 2000, Champaign, IL: Human Kinetics. xxiv, 439 pages : illustrations.

9. Ong, W.Y., C.S. Stohler, and D.R. Herr, Role of the Prefrontal Cortex in Pain Processing. Mol Neurobiol, 2019. 56(2): p. 1137-1166.

10. Diekfuss, J.A., et al., Does central nervous system dysfunction underlie patellofemoral pain in young females? Examining brain functional connectivity in association with patient-reported outcomes. J Orthop Res, 2021.

11. Staab, J.P., C.D. Balaban, and J.M. Furman, Threat assessment and locomotion: clinical applications of an integrated model of anxiety and postural control. Semin Neurol, 2013. 33(3): p. 297-306.

12. Dooley, K., [翻譯] Anatomy Angel: 剖腹產傷疤及其對核心穩定的影響 C-Section Scars and Their Effects on Core Stability. 2017.

13. Busch, V., et al., The effect of deep and slow breathing on pain perception, autonomic activity, and mood processing--an experimental study. Pain Med, 2012. 13(2): p. 215-28.

14. Ledford, H., Behavioural training reduces inflammation. Nature, 2014.

15. Yoshida, K., et al., A validation study of the Brief Scale for Psychiatric

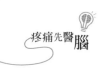

problems in Orthopaedic Patients (BS-POP) for patients with chronic low back pain (verification of reliability, validity, and reproducibility). J Orthop Sci, 2011. 16(1): p. 7-13.

16. Yunus, M.B. Fibromyalgia and overlapping disorders: the unifying concept of central sensitivity syndromes. in Seminars in arthritis and rheumatism. 2007. Elsevier.

17. Hackett, G.S., Referred pain and sciatica in diagnosis of low back disability. J Am Med Assoc, 1957. 163(3): p. 183-5.

18. Li, J., et al., Acupuncture treatment of chronic low back pain reverses an abnormal brain default mode network in correlation with clinical pain relief. Acupunct Med, 2014. 32(2): p. 102-8.

19. Jensen, M.C., et al., Magnetic resonance imaging of the lumbar spine in people without back pain. N Engl J Med, 1994. 331(2): p. 69-73.

20. Baral, P., S. Udit, and I.M. Chiu, Pain and immunity: implications for host defence. Nat Rev Immunol, 2019. 19(7): p. 433-447.

Part2

1. Stevans, J.M., et al., Risk Factors Associated With Transition From Acute to Chronic Low Back Pain in US Patients Seeking Primary Care. JAMA Netw Open, 2021. 4(2): p. e2037371.

2. Soehnlein, O. and L. Lindbom, Phagocyte partnership during the onset and resolution of inflammation. Nat Rev Immunol, 2010. 10(6): p. 427-39.

3. Simopoulos, A.P., The importance of the ratio of omega-6/omega-3 essential fatty acids. Biomed Pharmacother, 2002. 56(8): p. 365-79.

4. PhD, B.S. Omega-3 Fatty Acids: Agents of Resolution. 2019; Available from: https://drsears.com/omega-3-fatty-acids-agents-of-resolution/.

5. 蘇冠賓, 天然的抗鬱物質 EPA (Eicosapentaenoic Acid) 之臨床應用指引, in CoBoL's Blog. 2019.

6. Klinker, M.W. and S.K. Lundy, Multiple mechanisms of immune suppression by B lymphocytes. Mol Med, 2012. 18: p. 123-37.

7. Walker, A., Mast Cells United: A Holistic Approach to Mast Cell Activation Syndrome. 2019: Amber Walker.

8. Bonamichi-Santos, R. and M. Castells, Mast cell activation syndromes.

Current Treatment Options in Allergy, 2016. 3(4): p. 384-400.

9. De Winter, B.Y., R.M. van den Wijngaard, and W.J. de Jonge, Intestinal mast cells in gut inflammation and motility disturbances. Biochim Biophys Acta, 2012. 1822(1): p. 66-73.

10. Afrin, L.B., et al., Often seen, rarely recognized: mast cell activation disease--a guide to diagnosis and therapeutic options. Ann Med, 2016. 48(3): p. 190-201.

11. Varricchi, G. and G. Marone, Mast Cells: Fascinating but Still Elusive after 140 Years from Their Discovery. Int J Mol Sci, 2020. 21(2).

12. Kohn, A. and C. Chang, The Relationship Between Hypermobile Ehlers-Danlos Syndrome (hEDS), Postural Orthostatic Tachycardia Syndrome (POTS), and Mast Cell Activation Syndrome (MCAS). Clin Rev Allergy Immunol, 2020. 58(3): p. 273-297.

13. Theoharides, T.C., I. Tsilioni, and M. Bawazeer, Mast Cells, Neuroinflammation and Pain in Fibromyalgia Syndrome. Front Cell Neurosci, 2019. 13: p. 353.

14. Valent, P., et al., Diagnosis, Classification and Management of Mast Cell Activation Syndromes (MCAS) in the Era of Personalized Medicine. Int J Mol Sci, 2020. 21(23).

15. Marshall, J.S., L. Portales-Cervantes, and E. Leong, Mast Cell Responses to Viruses and Pathogen Products. Int J Mol Sci, 2019. 20(17).

16. Piliponsky, A.M. and L. Romani, The contribution of mast cells to bacterial and fungal infection immunity. Immunol Rev, 2018. 282(1): p. 188-197.

17. Voss, M., et al., Mast Cells in the Skin: Defenders of Integrity or Offenders in Inflammation? Int J Mol Sci, 2021. 22(9).

18. Jennings, S., et al., The Mastocytosis Society survey on mast cell disorders: patient experiences and perceptions. J Allergy Clin Immunol Pract, 2014. 2(1): p. 70-6.

19. Johansson, O., Disturbance of the immune system by electromagnetic fields-A potentially underlying cause for cellular damage and tissue repair reduction which could lead to disease and impairment. Pathophysiology, 2009. 16(2-3): p. 157-77.

20. Rosa, A.C. and R. Fantozzi, The role of histamine in neurogenic inflammation. Br J Pharmacol, 2013. 170(1): p. 38-45.

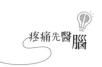

21. Zhu, T.H., et al., Estrogen is an important mediator of mast cell activation in ovarian endometriomas. Reproduction, 2018. 155(1): p. 73-83.

22. Wang, Y., et al., The mast cell is an early activator of lipopolysaccharide-induced neuroinflammation and blood-brain barrier dysfunction in the hippocampus. Mediators of inflammation, 2020. 2020.

23. Passani, M.B., P. Panula, and J.-S. Lin, Histamine in the brain. Frontiers in systems neuroscience, 2014. 8: p. 64.

24. Afrin, L.B., L.B. Weinstock, and G.J. Molderings, Covid-19 hyperinflammation and post-Covid-19 illness may be rooted in mast cell activation syndrome. Int J Infect Dis, 2020. 100: p. 327-332.

25. Wiet, M.G., et al., Mast Cell-Intervertebral disc cell interactions regulate inflammation, catabolism and angiogenesis in Discogenic Back Pain. Sci Rep, 2017. 7(1): p. 12492.

26. Rajasekaran, S., et al., Human intervertebral discs harbour a unique microbiome and dysbiosis determines health and disease. Eur Spine J, 2020. 29(7): p. 1621-1640.

27. Migliorini, F., et al., Ozone injection therapy for intervertebral disc herniation. Br Med Bull, 2020. 136(1): p. 88-106.

28. Magalhaes, F.N., et al., Ozone therapy as a treatment for low back pain secondary to herniated disc: a systematic review and meta-analysis of randomized controlled trials. Pain Physician, 2012. 15(2): p. E115-29.

29. Rahimi-Movaghar, V. and V. Eslami, The major efficient mechanisms of ozone therapy are obtained in intradiscal procedures. Pain Physician, 2012. 15(6): p. E1007-8.

30. Li, W., et al., Gut-disc axis: A cause of intervertebral disc degeneration and low back pain? Eur Spine J, 2022. 31(4): p. 917-925.

31. Zaiss, M.M., et al., The gut-joint axis in rheumatoid arthritis. Nat Rev Rheumatol, 2021. 17(4): p. 224-237.

32. Ramires, L.C., et al., The Association between Gut Microbiota and Osteoarthritis: Does the Disease Begin in the Gut? Int J Mol Sci, 2022. 23(3).

33. Soliman, N., A Comparison Study of the Effectiveness of SAAT (Soliman's Auricular Allergy Treatment) Approach and Nogier's Allergy Treatment Technique. Medical Acupuncture, 2014. 26(3): p. 167-172.

34. Bernal, M., et al., Successful Treatment for Alpha Gal Mammal Product Allergy Using Auricular Acupuncture: A Case Series. Med Acupunct, 2021. 33(5): p. 343-348.

35. Comas-Baste, O., et al., Histamine Intolerance: The Current State of the Art. Biomolecules, 2020. 10(8).

36. (SIGHI), S.I.G.H.I. Information about histamine related disorders (histaminosis), for persons concerned and healthcare professionals. 2022; Available from: https://www.histaminintoleranz.ch/downloads/SIGHI-Leaflet_HistamineEliminationDiet_CN(Mandarin).pdf.

37. Swiss Interest Group Histamine Intolerance (SIGHI) Food Compatibility List.

38. More, M.I. and Y. Vandenplas, Saccharomyces boulardii CNCM I-745 Improves Intestinal Enzyme Function: A Trophic Effects Review. Clin Med Insights Gastroenterol, 2018. 11: p. 1179552217752679.

39. Nigh, G., The Devil in the Garlic: How Sulfur in Your Food Can Cause Anxiety, Hot Flashes, IBS, Brain Fog Migraines, Skin Problems, and More, and a Program to Help You Feel Great Again. 2020: Gregory Lynn Nigh.

40. Yang, W.H. and E.C. Purchase, Adverse reactions to sulfites. CMAJ, 1985. 133(9): p. 865-7, 880.

41. Seneff, S. and G. Nigh, Sulfate's Critical Role for Maintaining Exclusion Zone Water: dietary Factors Leading to Deficiencies. Water, 2019. 11: p. 22-42.

42. Olgun, A., Biological effects of deuteronation: ATP synthase as an example. Theor Biol Med Model, 2007. 4: p. 9.

43. Schett, G., et al., COVID-19 revisiting inflammatory pathways of arthritis. Nat Rev Rheumatol, 2020. 16(8): p. 465-470.

44. Rolf, C.G., et al., Presence of Bacteria in Spontaneous Achilles Tendon Ruptures. Am J Sports Med, 2017. 45(9): p. 2061-2067.

45. Dakin, S.G., et al., Chronic inflammation is a feature of Achilles tendinopathy and rupture. Br J Sports Med, 2018. 52(6): p. 359-367.

46. Mozayeni, B.R., et al., Rheumatological presentation of Bartonella koehlerae and Bartonella henselae bacteremias: A case report. Medicine (Baltimore), 2018. 97(17): p. e0465.

47. Rahman, M.M., et al., Clinical and Laboratory Characteristics of an Acute

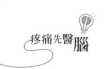

Chikungunya Outbreak in Bangladesh in 2017. Am J Trop Med Hyg, 2019. 100(2): p. 405-410.

48. Clark, K.L., B. Leydet, and S. Hartman, Lyme borreliosis in human patients in Florida and Georgia, USA. Int J Med Sci, 2013. 10(7): p. 915-31.

49. Bransfield, R.C., Neuropsychiatric Lyme Borreliosis: An Overview with a Focus on a Specialty Psychiatrist's Clinical Practice. Healthcare (Basel), 2018. 6(3).

50. Chiu, I.M., Infection, Pain, and Itch. Neurosci Bull, 2018. 34(1): p. 109-119.

51. Guo, R., et al., Pain regulation by gut microbiota: molecular mechanisms and therapeutic potential. Br J Anaesth, 2019. 123(5): p. 637-654.

52. Zheng, D., T. Liwinski, and E. Elinav, Inflammasome activation and regulation: toward a better understanding of complex mechanisms. Cell Discov, 2020. 6: p. 36.

53. Group, E.W., Body Burden—The Pollution in Newborns. A benchmark investigation of industrial chemicals, pollutants and pesticides in umbilical cord blood. July 14, 2005. 2009.

54. Nathan, C. and A. Ding, Nonresolving inflammation. Cell, 2010. 140(6): p. 871-82.

55. Qadri, S.M., G.A. al-Okaili, and F. al-Dayel, Clinical significance of Blastocystis hominis. J Clin Microbiol, 1989. 27(11): p. 2407-9.

56. Rumbaugh, K.P. and K. Sauer, Biofilm dispersion. Nat Rev Microbiol, 2020. 18(10): p. 571-586.

57. Grace, E., et al., Review article: small intestinal bacterial overgrowth--prevalence, clinical features, current and developing diagnostic tests, and treatment. Aliment Pharmacol Ther, 2013. 38(7): p. 674-88.

58. Chedid, V., et al., Herbal therapy is equivalent to rifaximin for the treatment of small intestinal bacterial overgrowth. Glob Adv Health Med, 2014. 3(3): p. 16-24.

59. Feng, J., et al., Evaluation of Natural and Botanical Medicines for Activity Against Growing and Non-growing Forms of B. burgdorferi. Front Med (Lausanne), 2020. 7: p. 6.

60. Xu, Z., et al., Allicin inhibits Pseudomonas aeruginosa virulence by suppressing the rhl and pqs quorum-sensing systems. Can J Microbiol,

2019. 65(8): p. 563-574.

61. Orazi, G., K.L. Ruoff, and G.A. O'Toole, Pseudomonas aeruginosa Increases the Sensitivity of Biofilm-Grown Staphylococcus aureus to Membrane-Targeting Antiseptics and Antibiotics. mBio, 2019. 10(4).

62. Oztekin, M., et al., Overview of Helicobacter pylori Infection: Clinical Features, Treatment, and Nutritional Aspects. Diseases, 2021. 9(4).

63. Baker, D.A., Plants against Helicobacter pylori to combat resistance: An ethnopharmacological review. Biotechnol Rep (Amst), 2020. 26: p. e00470.

64. Chanda, W., et al., Effectiveness of omega-3 polyunsaturated fatty acids against microbial pathogens. J Zhejiang Univ Sci B, 2018. 19(4): p. 253-262.

65. Kapadia, G.J., et al., Inhibitory effect of herbal remedies on 12-O-tetradecanoylphorbol-13-acetate-promoted Epstein-Barr virus early antigen activation. Pharmacol Res, 2002. 45(3): p. 213-20.

66. Mikirova, N. and R. Hunninghake, Effect of high dose vitamin C on Epstein-Barr viral infection. Med Sci Monit, 2014. 20: p. 725-32.

67. Dittfeld, A., et al., A possible link between the Epstein-Barr virus infection and autoimmune thyroid disorders. Cent Eur J Immunol, 2016. 41(3): p. 297-301.

68. Huang, S.Y., et al., Reactive oxygen species mediate Epstein-Barr virus reactivation by N-methyl-N'-nitro-N-nitrosoguanidine. PLoS One, 2013. 8(12): p. e84919.

69. Gao, X., et al., N-acetylcysteine (NAC) ameliorates Epstein-Barr virus latent membrane protein 1 induced chronic inflammation. PLoS One, 2017. 12(12): p. e0189167.

70. Lee, M., et al., Quercetin-induced apoptosis prevents EBV infection. Oncotarget, 2015. 6(14): p. 12603-24.

71. Espinoza, J.L., et al., Resveratrol prevents EBV transformation and inhibits the outgrowth of EBV-immortalized human B cells. PLoS One, 2012. 7(12): p. e51306.

72. Yarnell, E., K. Abascal, and R. Rountree, Herbs for herpes simplex infections. Alternative and Complementary Therapies, 2009. 15(2): p. 69-74.

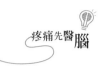

73. Yukawa, T.A., et al., Prophylactic treatment of cytomegalovirus infection with traditional herbs. Antiviral Res, 1996. 32(2): p. 63-70.

74. Yarnell, E. and K. Abascal, Herbs for treating herpes zoster infections. Alternative & Complementary Therapies, 2005. 11(3): p. 131-134.

75. Ferreira, V. and J. Langland, Treatment of herpes zoster with botanical interventions: Case report. Medicine: Case Reports and Study Protocols, 2021. 2(1): p. e0058.

76. Aljarallah, K.M., Conventional and alternative treatment approaches for Clostridium difficile infection. Int J Health Sci (Qassim), 2017. 11(1): p. 1-10.

77. Abd-Elhamid, T.H., et al., A Complementary Herbal Product for Controlling Giardiasis. Antibiotics (Basel), 2021. 10(5).

78. Chabra, A., et al., Effects of some natural products from fungal and herbal sources on Giardia lamblia in vivo. Parasitology, 2019. 146(9): p. 1188-1198.

79. Ma, X., et al., Botanical Medicines with Activity against Stationary Phase Bartonella henselae. Infectious Microbes & Diseases, 2021. 3(3): p. 158-167.

80. Episode #165: Bartonella with Dr. Brian Plante, ND. 2022; Available from: https://www.betterhealthguy.com/episode165.

81. Furneri, P.M., et al., In vitro antimycoplasmal activity of oleuropein. Int J Antimicrob Agents, 2002. 20(4): p. 293-6.

82. Furneri, P.M., et al., In vitro antimycoplasmal activity of Citrus bergamia essential oil and its major components. Eur J Med Chem, 2012. 52: p. 66-9.

83. Wei, H.X., et al., A Systematic Review and Meta-Analysis of the Efficacy of Anti-Toxoplasma gondii Medicines in Humans. PLoS One, 2015. 10(9): p. e0138204.

84. Al Nasr, I., et al., Toxoplasmosis and anti-Toxoplasma effects of medicinal plant extracts-A mini-review. Asian Pac J Trop Med, 2016. 9(8): p. 730-4.

85. Garcia-Montojo, M., et al., Human endogenous retrovirus-K (HML-2): a comprehensive review. Crit Rev Microbiol, 2018. 44(6): p. 715-738.

86. Haneji, K., et al., Fucoidan extracted from Cladosiphon okamuranus Tokida induces apoptosis of human T-cell leukemia virus type 1-infected

T-cell lines and primary adult T-cell leukemia cells. Nutr Cancer, 2005. 52(2): p. 189-201.

87. Machijima, Y., et al., Anti-adult T-cell leukemia/lymphoma effects of indole-3-carbinol. Retrovirology, 2009. 6: p. 7.

88. Dr. Michael Ruscio, D., DC. Our Comprehensive Probiotics Guide. Available from: https://drruscio.com/3-best-probiotics-of-2020-how-to-use-them-effectively/.

89. Frank, B.L., Biomagnetic Pair Therapy and Typhoid Fever: A Pilot Study. Med Acupunct, 2017. 29(5): p. 308-312.

90. Alfano, A.P., et al., Static magnetic fields for treatment of fibromyalgia: a randomized controlled trial. J Altern Complement Med, 2001. 7(1): p. 53-64.

91. Colbert, A.P., et al., Magnetic mattress pad use in patients with fibromyalgia: a randomized double-blind pilot study. Journal of Back and Musculoskeletal Rehabilitation, 1999. 13(1): p. 19-31.

92. Nakagawa, K., Magnetic field deficiency syndrome and magnetic treatment. Japanese Medical Journal, 1976. 2745: p. 24-32.

93. Carroll, C., Mudras of Yoga: 72 Hand Gestures for Healing and Spiritual Growth. 2013: Singing Dragon.

94. Pahlke, G., et al., Impact of Alternaria toxins on CYP1A1 expression in different human tumor cells and relevance for genotoxicity. Toxicol Lett, 2016. 240(1): p. 93-104.

95. Mary, V.S., et al., Effects of aflatoxin B(1), fumonisin B(1) and their mixture on the aryl hydrocarbon receptor and cytochrome P450 1A induction. Food Chem Toxicol, 2015. 75: p. 104-11.

96. Behrens, M., et al., Blood-Brain Barrier Effects of the Fusarium Mycotoxins Deoxynivalenol, 3 Acetyldeoxynivalenol, and Moniliformin and Their Transfer to the Brain. PLoS One, 2015. 10(11): p. e0143640.

97. Brewer, J.H., J.D. Thrasher, and D. Hooper, Chronic illness associated with mold and mycotoxins: is naso-sinus fungal biofilm the culprit? Toxins (Basel), 2013. 6(1): p. 66-80.

98. Brewer, J.H., et al., Detection of mycotoxins in patients with chronic fatigue syndrome. Toxins (Basel), 2013. 5(4): p. 605-17.

99. Jarrott, B., et al., "LONG COVID"-A hypothesis for understanding the

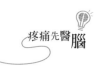

biological basis and pharmacological treatment strategy. Pharmacol Res Perspect, 2022. 10(1): p. e00911.

100. Borok, Z., et al., Effect of glutathione aerosol on oxidant-antioxidant imbalance in idiopathic pulmonary fibrosis. Lancet, 1991. 338(8761): p. 215-6.

101. Iskusnykh, I.Y., A.A. Zakharova, and D. Pathak, Glutathione in Brain Disorders and Aging. Molecules, 2022. 27(1).

102. Amatore, D., et al., Glutathione increase by the n-butanoyl glutathione derivative (GSH-C4) inhibits viral replication and induces a predominant Th1 immune profile in old mice infected with influenza virus. FASEB Bioadv, 2019. 1(5): p. 296-305.

103. Allen, J., Inhaled glutathione for the prevention of air pollution-related health effects: a brief review. Altern Ther Health Med, 2008. 14(3): p. 42-4.

104. Singhal, D., et al., The impact of biofilms on outcomes after endoscopic sinus surgery. Am J Rhinol Allergy, 2010. 24(3): p. 169-74.

105. Kim, H.J., et al., Effects of a low concentration hypochlorous Acid nasal irrigation solution on bacteria, fungi, and virus. Laryngoscope, 2008. 118(10): p. 1862-7.

106. Dinicola, S., et al., N-acetylcysteine as powerful molecule to destroy bacterial biofilms. A systematic review. Eur Rev Med Pharmacol Sci, 2014. 18(19): p. 2942-8.

107. Ammons, M.C., et al., Combined treatment of Pseudomonas aeruginosa biofilm with lactoferrin and xylitol inhibits the ability of bacteria to respond to damage resulting from lactoferrin iron chelation. Int J Antimicrob Agents, 2011. 37(4): p. 316-23.

108. Marques, C., Preliminary Report on Activity of Biocidin against Multiple Species of Biofilms.

109. de la Serna, D., et al., A Comprehensive View of Frozen Shoulder: A Mystery Syndrome. Front Med (Lausanne), 2021. 8: p. 663703.

110. Huang, L., et al., Reduction of Aflatoxin B1 Toxicity by Lactobacillus plantarum C88: A Potential Probiotic Strain Isolated from Chinese Traditional Fermented Food "Tofu". PLoS One, 2017. 12(1): p. e0170109.

111. Sutken, E., et al., Protective role of melatonin and coenzyme Q10 in

ochratoxin A toxicity in rat liver and kidney. Int J Toxicol, 2007. 26(1): p. 81-7.

112. Theoharides, T.C., I. Tsilioni, and H. Ren, Recent advances in our understanding of mast cell activation - or should it be mast cell mediator disorders? Expert Rev Clin Immunol, 2019. 15(6): p. 639-656.

113. Pham, L., et al., The interplay between mast cells, pineal gland, and circadian rhythm: Links between histamine, melatonin, and inflammatory mediators. J Pineal Res, 2021. 70(2): p. e12699.

114. Bongers, J. and H. Vandenneucker, The influence of weather conditions on osteoarthritis and joint pain after prosthetic surgery. Acta Orthop Belg, 2020. 86(1): p. 1-9.

115. Furse, R.K., et al., Oral administration of gammalinolenic acid, an unsaturated fatty acid with anti-inflammatory properties, modulates interleukin-1beta production by human monocytes. J Clin Immunol, 2002. 22(2): p. 83-91.

116. Senkal, M., et al., Modulation of postoperative immune response by enteral nutrition with a diet enriched with arginine, RNA, and omega-3 fatty acids in patients with upper gastrointestinal cancer. Eur J Surg, 1995. 161(2): p. 115-22.

117. Gillissen, A. and D. Nowak, Characterization of N-acetylcysteine and ambroxol in anti-oxidant therapy. Respir Med, 1998. 92(4): p. 609-23.

118. Fallahzadeh, M.K., M.R. Namazi, and R.C. Gupta, Taurine: a potential novel addition to the anti-systemic sclerosis weaponry. Arch Med Res, 2010. 41(1): p. 59-61.

119. Offergeld, R., et al., Mitogenic activity of high molecular polysaccharide fractions isolated from the cuppressaceae Thuja occidentalis L. enhanced cytokine-production by thyapolysaccharide, g-fraction (TPSg). Leukemia, 1992. 6 Suppl 3: p. 189S-191S.

120. Lupinacci, E., et al., Xanthohumol from hop (Humulus lupulus L.) is an efficient inhibitor of monocyte chemoattractant protein-1 and tumor necrosis factor-alpha release in LPS-stimulated RAW 264.7 mouse macrophages and U937 human monocytes. J Agric Food Chem, 2009. 57(16): p. 7274-81.

121. Sandhu, J.K. and M. Kulka, Decoding Mast Cell-Microglia Communication

in Neurodegenerative Diseases. Int J Mol Sci, 2021. 22(3).

122. Colonna, M. and O. Butovsky, Microglia Function in the Central Nervous System During Health and Neurodegeneration. Annu Rev Immunol, 2017. 35: p. 441-468.

123. Kempuraj, D., et al., Mast Cells in Stress, Pain, Blood-Brain Barrier, Neuroinflammation and Alzheimer's Disease. Front Cell Neurosci, 2019. 13: p. 54.

124. Natarajan, A., et al., Gastrointestinal symptoms and fecal shedding of SARS-CoV-2 RNA suggest prolonged gastrointestinal infection. Med (N Y), 2022.

125. Miller, A.H., V. Maletic, and C.L. Raison, Inflammation and its discontents: the role of cytokines in the pathophysiology of major depression. Biol Psychiatry, 2009. 65(9): p. 732-41.

126. Kim, Y.K., K.I. Nam, and J. Song, The Glymphatic System in Diabetes-Induced Dementia. Front Neurol, 2018. 9: p. 867.

127. Ji, R.R., et al., Neuroinflammation and Central Sensitization in Chronic and Widespread Pain. Anesthesiology, 2018. 129(2): p. 343-366.

128. Ji, R.R., A. Chamessian, and Y.Q. Zhang, Pain regulation by non-neuronal cells and inflammation. Science, 2016. 354(6312): p. 572-577.

129. Cavezzi, A., et al., Lymphedema and nutrition: A review. Veins and Lymphatics, 2019. 8(1).

130. Brunye, T.T., et al., A Critical Review of Cranial Electrotherapy Stimulation for Neuromodulation in Clinical and Non-clinical Samples. Front Hum Neurosci, 2021. 15: p. 625321.

131. Kazempor, S.F., The analgesic effects of different extracts of aerial parts of Coriandrum Sativum in mice. International Journal of Biomedical Science: IJBS, 2015. 11(1): p. 23.

132. Onishi, M., et al., Molecular mechanisms and physiological functions of mitophagy. EMBO J, 2021. 40(3): p. e104705.

133. Pin, Y., et al., Effects of intravenous laser irradiation of blood on pain, function and depression of fibromyalgia patients. Gen Med (Los Angeles), 2018. 6(310): p. 2.

134. Di Pierro, F., et al., Role for a water-soluble form of CoQ10 in female subjects affected by fibromyalgia. A preliminary study. Clin Exp

Rheumatol, 2017. 35 Suppl 105(3): p. 20-27.

135. Alcocer-Gomez, E., et al., Effect of Coenzyme Q10 on Psychopathological Symptoms in Fibromyalgia Patients. CNS Neurosci Ther, 2017. 23(2): p. 188-189.

136. Cordero, M.D., et al., Can coenzyme q10 improve clinical and molecular parameters in fibromyalgia? Antioxid Redox Signal, 2013. 19(12): p. 1356-61.

137. Sawaddiruk, P., et al., Coenzyme Q10 supplementation alleviates pain in pregabalin-treated fibromyalgia patients via reducing brain activity and mitochondrial dysfunction. Free Radic Res, 2019. 53(8): p. 901-909.

138. Wesselink, E., et al., Feeding mitochondria: Potential role of nutritional components to improve critical illness convalescence. Clin Nutr, 2019. 38(3): p. 982-995.

139. Abbi, B. and B.H. Natelson, Is chronic fatigue syndrome the same illness as fibromyalgia: evaluating the 'single syndrome' hypothesis. QJM, 2013. 106(1): p. 3-9.

140. Rasa, S., et al., Chronic viral infections in myalgic encephalomyelitis/ chronic fatigue syndrome (ME/CFS). J Transl Med, 2018. 16(1): p. 268.

141. West, J. and R.B. Phillips, Chiropractic management of a patient with persistent headache. J Chiropr Med, 2013. 12(4): p. 281-7.

疼痛專家這樣說
神經發炎與慢性疼痛

1. E. Backryd, L. Tanum, A. L. Lind, A. Larsson, T. Gordh, Evidence of both systemic inflammation and neuroinflammation in fibromyalgia patients, as assessed by a multiplex protein panel applied to the cerebrospinal fluid and to plasma. J Pain Res 10, 515-525 (2017).

2. C. L. Han, Y. C. Sheng, S. Y. Wang, Y. H. Chen, J. H. Kang, Serum proteome profiles revealed dysregulated proteins and mechanisms associated with fibromyalgia syndrome in women. Sci Rep 10, 12347 (2020).

3. B. T. Nguy, W. T. Liu, Y. T. Chang, C. P. Lin, J. H. Kang, Elevated tau and beta-amyloid in the serum of fibromyalgia patients. CNS Spectr, 1-8 (2020).

4. R. R. Ji, A. Nackley, Y. Huh, N. Terrando, W. Maixner, Neuroinflammation

and Central Sensitization in Chronic and Widespread Pain. Anesthesiology 129, 343-366 (2018).

5. K. V. Chakravarthy et al., A Review of Spinal and Peripheral Neuromodulation and Neuroinflammation: Lessons Learned Thus Far and Future Prospects of Biotype Development. Neuromodulation 22, 235-243 (2019).

6. W. H. Hou, T. Y. Wang, J. H. Kang, The effects of add-on non-invasive brain stimulation in fibromyalgia: a meta-analysis and meta-regression of randomized controlled trials. Rheumatology (Oxford) 55, 1507-1517 (2016).

7. M. L. A. Robinson-Agramonte et al., Neuroinflammation and Neuromodulation in Neurological Diseases. Behav Sci (Basel) 9, (2019).

8. H. Kwan et al., Vagus Nerve Stimulation for Treatment of Inflammation: Systematic Review of Animal Models and Clinical Studies. Bioelectron Med 3, 1-6 (2016).

PART3

1. Benarroch, E.E., Descending monoaminergic pain modulation: bidirectional control and clinical relevance. Neurology, 2008. 71(3): p. 217-21.

2. Lovheim, H., A new three-dimensional model for emotions and monoamine neurotransmitters. Med Hypotheses, 2012. 78(2): p. 341-8.

3. Daniel Amen, M., The End of Mental Illness, in TFIM: Expanding the Clinical Toolbox for Patients with Complex, Chronic Illness. 2022.

4. Yoshimoto, K., et al., Acupuncture stimulates the release of serotonin, but not dopamine, in the rat nucleus accumbens. Tohoku J Exp Med, 2006. 208(4): p. 321-6.

5. Kim, S.N., et al., Acupuncture enhances the synaptic dopamine availability to improve motor function in a mouse model of Parkinson's disease. PLoS One, 2011. 6(11): p. e27566.

6. Su, T. and L. Pei, Acupuncture and oxytocinergic system: The promising treatment for autism. Transl Neurosci, 2021. 12(1): p. 96-102.

7. Li, Y., et al., Mast Cells and Acupuncture Analgesia. Cells, 2022. 11(5).

8. Ressler, K.J., Amygdala activity, fear, and anxiety: modulation by stress. Biol Psychiatry, 2010. 67(12): p. 1117-9.

9. Richter, M., et al., Pain-related and negative semantic priming enhances perceived pain intensity. Pain Res Manag, 2014. 19(2): p. 69-74.

10. Meagher, M.W., R.C. Arnau, and J.L. Rhudy, Pain and emotion: effects of affective picture modulation. Psychosom Med, 2001. 63(1): p. 79-90.

11. Gasperi, M., et al., Pain and Trauma: The Role of Criterion A Trauma and Stressful Life Events in the Pain and PTSD Relationship. J Pain, 2021. 22(11): p. 1506-1517.

12. Reichling, D.B. and J.D. Levine, Critical role of nociceptor plasticity in chronic pain. Trends Neurosci, 2009. 32(12): p. 611-8.

13. LeDoux, J., Emotional networks and motor control: a fearful view. Prog Brain Res, 1996. 107: p. 437-46.

14. Benor, D., J. Rossiter-Thornton, and L. Toussaint, A Randomized, Controlled Trial of Wholistic Hybrid Derived From Eye Movement Desensitization and Reprocessing and Emotional Freedom Technique (WHEE) for Self-Treatment of Pain, Depression, and Anxiety in Chronic Pain Patients. J Evid Based Complementary Altern Med, 2017. 22(2): p. 268-277.

15. Harper, M., Taming the amygdala: An EEG analysis of exposure therapy for the traumatized. Traumatology, 2012. 18(2): p. 61-74.

16. Pepe, L., et al., A more global approach to musculoskeletal pain: expressive writing as an effective adjunct to physiotherapy. Psychol Health Med, 2014. 19(6): p. 687-97.

17. Bach, D., et al., Clinical EFT (Emotional Freedom Techniques) Improves Multiple Physiological Markers of Health. J Evid Based Integr Med, 2019. 24: p. 2515690X18823691.

18. Shapiro, F., The role of eye movement desensitization and reprocessing (EMDR) therapy in medicine: addressing the psychological and physical symptoms stemming from adverse life experiences. Perm J, 2014. 18(1): p. 71-7.

19. Wang, X., et al., Repeated acupuncture treatments modulate amygdala resting state functional connectivity of depressive patients. Neuroimage Clin, 2016. 12: p. 746-752.

疼痛先醫腦

20. Yu, S., et al., Acupuncture Treatment Modulates the Connectivity of Key Regions of the Descending Pain Modulation and Reward Systems in Patients with Chronic Low Back Pain. J Clin Med, 2020. 9(6).

21. Doidge, N., The Brain's Way of Healing: Remarkable Discoveries and Recoveries from the Frontiers of Neuroplasticity. 2015: Penguin Publishing Group.

22. Bushnell, M.C., M. Ceko, and L.A. Low, Cognitive and emotional control of pain and its disruption in chronic pain. Nat Rev Neurosci, 2013. 14(7): p. 502-11.

23. Mendell, L.M., Constructing and deconstructing the gate theory of pain. Pain, 2014. 155(2): p. 210-216.

24. Preston, C. and R. Newport, Analgesic effects of multisensory illusions in osteoarthritis. Rheumatology (Oxford), 2011. 50(12): p. 2314-5.

25. Foster, N.E., et al., Prevention and treatment of low back pain: evidence, challenges, and promising directions. Lancet, 2018. 391(10137): p. 2368-2383.

26. Tappe-Theodor, A. and R. Kuner, A common ground for pain and depression. Nat Neurosci, 2019. 22(10): p. 1612-1614.

27. Shekelle, P.G., et al., Benefits and Harms of Cranial Electrical Stimulation for Chronic Painful Conditions, Depression, Anxiety, and Insomnia: A Systematic Review. Ann Intern Med, 2018. 168(6): p. 414-421.

28. Wittkopf, P.G. and M.I. Johnson, Mirror therapy: A potential intervention for pain management. Revista da Associação Médica Brasileira, 2017. 63: p. 1000-1005.

29. Rainville, P., et al., Pain affect encoded in human anterior cingulate but not somatosensory cortex. Science, 1997. 277(5328): p. 968-971.

30. Jensen, M.P. and D.R. Patterson, Hypnotic approaches for chronic pain management: clinical implications of recent research findings. Am Psychol, 2014. 69(2): p. 167-77.

31. Wiercioch-Kuzianik, K. and P. Babel, Color Hurts. The Effect of Color on Pain Perception. Pain Med, 2019. 20(10): p. 1955-1962.

32. Blakeslee, S. A Small Part of the Brain, and Its Profound Effects. 2007; Available from: https://www.nytimes.com/2007/02/06/health/psychology/06brain.html.

33. 村上春樹新聞. 箱根 伝で流れたサッポロビールの CM、村上春樹『走ること について語ること』. Available from: https://murakami-haruki-times.com/sappo robeercm/?fbclid=IwAR2nkOLFYQpZcQvRVzGWb_lm_zzTjzGqoH2DyjTO21-WLu9qEb9BIH3iclI.

34. Farrell, Y.R. and D. Chan, Psycho-Emotional Pain and the Eight Extraordinary Vessels. 2016: Jessica Kingsley Publishers.

35. Phelps, C.E., E. Navratilova, and F. Porreca, Cognition in the Chronic Pain Experience: Preclinical Insights. Trends Cogn Sci, 2021. 25(5): p. 365-376.

36. 遇見完形的我：用覺察、選擇、責任與自己和好，解鎖人生難題. 2020: 究竟.

37. Raichle, M.E., The brain's default mode network. Annual review of neuroscience, 2015. 38: p. 433-447.

38. Baliki, M.N., et al., Beyond feeling: chronic pain hurts the brain, disrupting the default-mode network dynamics. J Neurosci, 2008. 28(6): p. 1398-403.

39. Brewer, J.A., et al., Meditation experience is associated with differences in default mode network activity and connectivity. Proceedings of the National Academy of Sciences, 2011. 108(50): p. 20254-20259.

40. Garrison, K.A., et al., Meditation leads to reduced default mode network activity beyond an active task. Cogn Affect Behav Neurosci, 2015. 15(3): p. 712-20.

41. Loggia, M.L., et al., Default mode network connectivity encodes clinical pain: an arterial spin labeling study. Pain, 2013. 154(1): p. 24-33.

42. Hilton, L., et al., Mindfulness Meditation for Chronic Pain: Systematic Review and Meta-analysis. Ann Behav Med, 2017. 51(2): p. 199-213.

43. Dienstmann, G., Practical Meditation: A Simple Step-by-Step Guide. 2018: Dorling Kindersley Limited.

44. 整体法の基礎. 1977: 全生社.

45. Featured research with Muse. Available from: https://choosemuse.com/muse-research-new/.

46. Mrazek, M.D., et al., Mindfulness training improves working memory capacity and GRE performance while reducing mind wandering. Psychological science, 2013. 24(5): p. 776-781.

47. Levine, G.N., et al., Meditation and Cardiovascular Risk Reduction: A Scientific Statement From the American Heart Association. J Am Heart

Assoc, 2017. 6(10).

48. Bishop, J.R., et al., Methylation of FKBP5 and SLC6A4 in Relation to Treatment Response to Mindfulness Based Stress Reduction for Posttraumatic Stress Disorder. Front Psychiatry, 2018. 9: p. 418.

49. LeDoux, J.E., Emotional memory. Scholarpedia, 2007. 2(7): p. 1806.

50. Welcome to the Wisdom of Trauma Member Area. Available from: https://hub.wisdomoftrauma.com/.

51. Blakemore, C.L., Movement is essential to learning. Journal of Physical Education, Recreation & Dance, 2003. 74(9): p. 22-25.

52. Raboni, M.R., S. Tufik, and D. Suchecki, Treatment of PTSD by eye movement desensitization reprocessing (EMDR) improves sleep quality, quality of life, and perception of stress. Ann N Y Acad Sci, 2006. 1071: p. 508-13.

53. Tesarz, J., et al., Effects of eye movement desensitization and reprocessing (EMDR) treatment in chronic pain patients: a systematic review. Pain Med, 2014. 15(2): p. 247-63.

54. Lurie, I., Sleep Disorders Among Holocaust Survivors: A Review of Selected Publications. J Nerv Ment Dis, 2017. 205(9): p. 665-671.

55. Li, Y., et al., A conceptual model of posttraumatic growth of nursing students with a disabled parent. Int J Nurs Sci, 2019. 6(4): p. 406-413.

56. Waldinger, R., 什麼才能造就美好的人生？一份長期研究快樂的報告告訴您真相, T. Talks, Editor. 2015.

57. Carter, C.S., et al., Is Oxytocin "Nature's Medicine"? Pharmacol Rev, 2020. 72(4): p. 829-861.

58. Van Cappellen, P., et al., Effects of oxytocin administration on spirituality and emotional responses to meditation. Soc Cogn Affect Neurosci, 2016. 11(10): p. 1579-87.

59. Nagasawa, M., et al., Social evolution. Oxytocin-gaze positive loop and the coevolution of human-dog bonds. Science, 2015. 348(6232): p. 333-6.

60. Sevrin, T., et al., Fenugreek stimulates the expression of genes involved in milk synthesis and milk flow through modulation of insulin/GH/IGF-1 axis and oxytocin secretion. Genes, 2020. 11(10): p. 1208.

61. Jayaram, N., et al., Effect of yoga therapy on plasma oxytocin and facial emotion recognition deficits in patients of schizophrenia. Indian J

Psychiatry, 2013. 55(Suppl 3): p. S409-13.

62. Pak, S.C., et al., The effect of acupuncture on uterine contraction induced by oxytocin. Am J Chin Med, 2000. 28(1): p. 35-40.

63. Yang, J., et al., Effect of oxytocin on acupuncture analgesia in the rat. Neuropeptides, 2007. 41(5): p. 285-92.

64. Nilsson, U., Soothing music can increase oxytocin levels during bed rest after open-heart surgery: a randomised control trial. J Clin Nurs, 2009. 18(15): p. 2153-61.

65. Keeler, J.R., et al., The neurochemistry and social flow of singing: bonding and oxytocin. Front Hum Neurosci, 2015. 9: p. 518.

66. Ito, E., R. Shima, and T. Yoshioka, A novel role of oxytocin: Oxytocin-induced well-being in humans. Biophys Physicobiol, 2019. 16: p. 132-139.

67. Halliday, S., Death and miasma in Victorian London: an obstinate belief. BMJ, 2001. 323(7327): p. 1469-71.

68. Missitzi, J., et al., Heritability of motor control and motor learning. Physiol Rep, 2013. 1(7): p. e00188.

69. Dias, B.G. and K.J. Ressler, Parental olfactory experience influences behavior and neural structure in subsequent generations. Nat Neurosci, 2014. 17(1): p. 89-96.

70. Kent, J.T., Repertory of the Homoeopathic Materia Medica. 1924: Indian Books & Periodicals Syndicate.

71. van Boven, K., et al., Do unexplained symptoms predict anxiety or depression? Ten-year data from a practice-based research network. British Journal of General Practice, 2011. 61(587): p. e316-e325.

72. den Boer, C., et al., Central sensitization in chronic pain and medically unexplained symptom research: A systematic review of definitions, operationalizations and measurement instruments. J Psychosom Res, 2019. 117: p. 32-40.

73. Husain, M. and T. Chalder, Medically unexplained symptoms: assessment and management. Clin Med (Lond), 2021. 21(1): p. 13-18.

74. Krebs, C.T. and T.O.N. McGowan, Energetic Kinesiology: Principles and Practice. 2013: Handspring Publishing Limited.

75. Grieneisen, L., et al., Gut microbiome heritability is nearly universal but environmentally contingent. Science, 2021. 373(6551): p. 181-186.

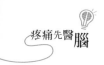
疼痛先醫腦

76. Cenit, M.C., Y. Sanz, and P. Codoner-Franch, Influence of gut microbiota on neuropsychiatric disorders. World J Gastroenterol, 2017. 23(30): p. 5486-5498.

77. Mori, G. and M.R. Pasca, Gut Microbial Signatures in Sporadic and Hereditary Colorectal Cancer. Int J Mol Sci, 2021. 22(3).

78. Ho, Y.H., et al., Daily intake of probiotics with high IFN-gamma/IL-10 ratio increases the cytotoxicity of human natural killer cells: a personalized probiotic approach. J Immunol Res, 2014. 2014: p. 721505.

79. Chen, Y., J. Xu, and Y. Chen, Regulation of Neurotransmitters by the Gut Microbiota and Effects on Cognition in Neurological Disorders. Nutrients, 2021. 13(6).

80. Stasi, C., S. Sadalla, and S. Milani, The Relationship Between the Serotonin Metabolism, Gut-Microbiota and the Gut-Brain Axis. Curr Drug Metab, 2019. 20(8): p. 646-655.

81. Konkoly Thege, B., et al., The Effectiveness of Family Constellation Therapy in Improving Mental Health: A Systematic Review. Fam Process, 2021. 60(2): p. 409-423.

82. Jafferany, M., et al., Effects of family constellation seminars on itch in patients with atopic dermatitis and psoriasis: A patient preference controlled trial. Dermatol Ther, 2019. 32(6): p. e13100.

83. Rios, D.M.O., MicrobioEnergetics© "The emotion, energy and symbolic codes of microbes". 2021: CENTROBIOENERGETICA©

84. Klinghardt, D., A Comprehensive Review of Heavy Metal Detoxification and Clinical Pearls from 30 Years of Medical Practice. 2007.

85. Dr. Dietrich Klinghardt M.D., P., Microbes, Toxins, and Unresolved Conflicts: A Unifying Theory, S. Forsgren, Editor. April 2009, Public Health Alert.

86. Lincoln, M.J., Messages from the Body: Their Psychological Meaning. 2006: Talking Hearts.

87. Kim, H.N., et al., Correlation between gut microbiota and personality in adults: A cross-sectional study. Brain Behav Immun, 2018. 69: p. 374-385.

88. 謝佳君. 蛋白、蛋黃排名十大慢性過敏食物前 2 位　小心腹瀉、脹氣、便秘是你過敏了！. 2020; Available from: https://www.commonhealth.com.tw/article/82054.

89. Lincoln, M.J., Allergies and Aversions: Their Psychological Meaning. 2006: Talking Hearts.

90. Gutierrez, L., et al., Perfectionism, maladaptive beliefs and anxiety in women with fibromyalgia. An explanatory model from the conflict of goals. Personality and Individual Differences, 2022. 184: p. 111165.

91. Hadjistavropoulos, H., et al., Recurrent pain among university students: Contributions of self-efficacy and perfectionism to the pain experience. Personality and Individual Differences, 2007. 42(6): p. 1081-1091.

92. Clementi, M.A., et al., Perfectly Tired: Perfectionism and Sleep in Adolescents With Chronic Pain. J Pediatr Psychol, 2021. 46(5): p. 570-577.

93. Sheila, B., et al., Perfectionism and Pain Intensity in Women with Fibromyalgia: Its Influence on Activity Avoidance from The Contextual Perspective. Int J Environ Res Public Health, 2020. 17(22).

94. Weiner, H., The psychobiology and pathophysiology of anxiety and fear, in Anxiety and the anxiety disorders. 2019, Routledge. p. 333-354.

95. Robinson, M.E., et al., Multidimensional success criteria and expectations for treatment of chronic pain: the patient perspective. Pain Med, 2005. 6(5): p. 336-45.

96. Light, P.D., The Methylation Cycle and Mental Health.

97. Oka, H., et al., Risk Factors for Prolonged Treatment of Whiplash-Associated Disorders. PLoS One, 2015. 10(7): p. e0132191.

98. Van Houdenhove, B., et al., Victimization in chronic fatigue syndrome and fibromyalgia in tertiary care: a controlled study on prevalence and characteristics. Psychosomatics, 2001. 42(1): p. 21-8.

99. Barlow, M.A., et al., Is anger, but not sadness, associated with chronic inflammation and illness in older adulthood? Psychol Aging, 2019. 34(3): p. 330-340.

100. Williams, J.E., et al., Anger proneness predicts coronary heart disease risk: prospective analysis from the atherosclerosis risk in communities (ARIC) study. Circulation, 2000. 101(17): p. 2034-9.

101. Bruehl, S., O.Y. Chung, and J.W. Burns, Anger expression and pain: an overview of findings and possible mechanisms. J Behav Med, 2006. 29(6): p. 593-606.

102. Toledo, T.A., et al., Anger Inhibition and Pain Modulation. Ann Behav Med, 2019. 53(12): p. 1055-1068.

103. Galvez-Sanchez, C.M., et al., The Link between Fibromyalgia Syndrome and Anger: A Systematic Review Revealing Research Gaps. J Clin Med, 2022. 11(3).

104. Abraham, S., et al., Trait anger but not anxiety predicts incident type 2 diabetes: The Multi-Ethnic Study of Atherosclerosis (MESA). Psychoneuroendocrinology, 2015. 60: p. 105-13.

105. Monick, E., Castration and Male Rage: The Phallic Wound. 1991: Inner City Books.

106. Rodgers, S., et al., Serum testosterone levels and symptom-based depression subtypes in men. Front Psychiatry, 2015. 6: p. 61.

107. Abi Dawud, I.S., Appendix E Anger Protocol (Anger Toolbox).

108. Carveth, D., L, Self-punishment as guilt evasion: Theoretical issues. Canadian Journal of Psychoanalysis, 2006. 14(2): p. 176-198.

109. Bharucha, A.E. and T.H. Lee, Anorectal and Pelvic Pain. Mayo Clin Proc, 2016. 91(10): p. 1471-1486.

110. Doggweiler, R. and T. Bschleipfer, [Physical and psychological comorbidities of interstitial cystitis/bladder pain syndrome]. Aktuelle Urol, 2021. 52(6): p. 569-574.

111. Kanter, G., et al., Mindfulness-based stress reduction as a novel treatment for interstitial cystitis/bladder pain syndrome: a randomized controlled trial. Int Urogynecol J, 2016. 27(11): p. 1705-1711.

112. Soriano, A.J., et al., Pilot randomized controlled trial of a hypnosis intervention for women with bladder pain syndrome. Neurourol Urodyn, 2021. 40(8): p. 1945-1954.

113. Dayem, A.A., et al., Application of Adult and Pluripotent Stem Cells in Interstitial Cystitis/Bladder Pain Syndrome Therapy: Methods and Perspectives. J Clin Med, 2020. 9(3).

114. Forsgren, S. Episode #158: Chronic UTIs and Interstitial Cystitis with Ruth Kriz, MSN, APRN. 2021; Available from: https://www.betterhealthguy.com/episode158.

115. Sills, F., C. Menzam, and M. Kern, Foundations in Craniosacral Biodynamics, Volume One: The Breath of Life and Fundamental Skills.

2011: North Atlantic Books.

116. Haller, H., et al., Craniosacral therapy for chronic pain: a systematic review and meta-analysis of randomized controlled trials. BMC Musculoskelet Disord, 2019. 21(1): p. 1.

117. Haller, H., et al., Craniosacral Therapy for the Treatment of Chronic Neck Pain: A Randomized Sham-controlled Trial. Clin J Pain, 2016. 32(5): p. 441-9.

118. Gustafsson, M., J. Ekholm, and A. Ohman, From shame to respect: musculoskeletal pain patients' experience of a rehabilitation programme, a qualitative study. Journal of rehabilitation medicine, 2004. 36(3): p. 97-103.

119. November, C., 6 Signs of an Energy Vampire.

120. Nathan, N., Energetic Diagnosis: Groundbreaking Thesis on Diagnosing Disease and Chronic Illness. 2022: Victory Belt Publishing.

121. Northrup, C., Dodging Energy Vampires: An Empath's Guide to Evading Relationships That Drain You and Restoring Your Health and Power. 2019: Hay House.

122. Grace, R., 對我有用的技術：改善你生命的能量處理小課程. 2005: 琉璃光出版.

疼痛專家這樣說
巴赫花精：病由心生醫病先醫心
1. 神門穴：平衡自律神經紓緩焦慮
2. 經絡花精：德國笛特瑪‧柯磊墨 (Dietmar Krämer) 醫師提出的研究應用
3. 自我療癒 Heal Thyself：巴赫醫生 1930 年著作關於健康與療癒的醫學哲理

正念減壓：人在心在，找回人生的主控權
1. Zeidan, F., et al., Brain mechanisms supporting violated expectations of pain. Pain, 2015. 156(9): p. 1772-1785.

2. Brown, C.A. and A.K. Jones, Psychobiological correlates of improved mental health in patients with musculoskeletal pain after a mindfulness-based pain management program. Clin J Pain, 2013. 29(3): p. 233-44.

3. Baker, A.K. and E.L. Garland, Autonomic and affective mediators of the relationship between mindfulness and opioid craving among chronic pain

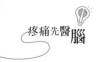

patients. Exp Clin Psychopharmacol, 2019. 27(1): p. 55-63.

PART4

1. McCorry, L.K., Physiology of the autonomic nervous system. Am J Pharm Educ, 2007. 71(4): p. 78.
2. Zygmunt, A. and J. Stanczyk, Methods of evaluation of autonomic nervous system function. Arch Med Sci, 2010. 6(1): p. 11-8.
3. Comprehensive Neurotransmitter; urine. Available from: https://www.doctorsdata.com/resources/uploads/sample_reports/Sample%20Report%20Comp%20Neuro.pdf.
4. Hamamah, S., et al., Role of Microbiota-Gut-Brain Axis in Regulating Dopaminergic Signaling. Biomedicines, 2022. 10(2).
5. Gittleman, A.L., Radical Longevity: The Powerful Plan to Sharpen Your Brain, Strengthen Your Body, and Reverse the Symptoms of Aging. 2021: Hachette Books.
6. Rancho Dominguez, C., Biome Medic Shows 74% Reduction of Glyphosate and 75% Reduction in C-Reactive Protein in Pre-Clinical Trial. New product from Purium delivers promising results in gut health. October 26, 2017: https://backtobasicwellness.com/press-release-promising-results-in-pre-clinical-trial.
7. Reeves, K.D., et al., A Novel Somatic Treatment for Post-traumatic Stress Disorder: A Case Report of Hydrodissection of the Cervical Plexus Using 5% Dextrose. Cureus, 2022. 14(4): p. e23909.
8. Schein, J., et al., Prevalence of post-traumatic stress disorder in the United States: a systematic literature review. Current medical research and opinion, 2021. 37(12): p. 2151-2161.
9. Scott-Warren, J.T., V. Hill, and A. Rajasekaran, Ganglion impar blockade: a review. Curr Pain Headache Rep, 2013. 17(1): p. 306.
10. Menon, R. and A. Swanepoel, Sympathetic blocks. Continuing Education in Anaesthesia, Critical Care & Pain, 2010. 10(3): p. 88-92.
11. Doroshenko, M., O. Turkot, and D.B. Horn, Sympathetic Nerve Block. 2020.
12. Lam, S.K.H., K.D. Reeves, and A.L. Cheng, Transition from Deep Regional

Blocks toward Deep Nerve Hydrodissection in the Upper Body and Torso: Method Description and Results from a Retrospective Chart Review of the Analgesic Effect of 5% Dextrose Water as the Primary Hydrodissection Injectate to Enhance Safety. Biomed Res Int, 2017. 2017: p. 7920438.

13. Gibbons, C.H., Basics of autonomic nervous system function. Handb Clin Neurol, 2019. 160: p. 407-418.

14. Yao, A., J.A. Wilson, and S.L. Ball, Autonomic nervous system dysfunction and sinonasal symptoms. Allergy Rhinol (Providence), 2018. 9: p. 2152656718764233.

15. Kolacz, J. and S.W. Porges, Chronic Diffuse Pain and Functional Gastrointestinal Disorders After Traumatic Stress: Pathophysiology Through a Polyvagal Perspective. Front Med (Lausanne), 2018. 5: p. 145.

16. Luo, W., et al., The Instant Effects of Continuous Transcutaneous Auricular Vagus Nerve Stimulation at Acupoints on the Functional Connectivity of Amygdala in Migraine without Aura: A Preliminary Study. Neural Plast, 2020. 2020: p. 8870589.

17. Bonaz, B., V. Sinniger, and S. Pellissier, Targeting the cholinergic anti-inflammatory pathway with vagus nerve stimulation in patients with Covid-19? Bioelectron Med, 2020. 6: p. 15.

18. Bonaz, B., V. Sinniger, and S. Pellissier, The Vagus Nerve in the Neuro-Immune Axis: Implications in the Pathology of the Gastrointestinal Tract. Front Immunol, 2017. 8: p. 1452.

19. Bamdad, L., The Long-Term Effects of Emotional Freedom Technique on Anxiety. 2021, The Chicago School of Professional Psychology.

20. Church, D. and J. Nelms, Pain, range of motion, and psychological symptoms in a population with frozen shoulder: A randomized controlled dismantling study of clinical EFT (emotional freedom techniques). Archives of Scientific Psychology, 2016. 4(1): p. 38.

21. Gupta, A. The Amygdala and Insula Hypothesis for Chronic Conditions Based on 20 Years of Research and Experience. Available from: https://www.guptaprogram.com/causes/.

22. Lee, M. and I. Tracey, Neuro-genetics of persistent pain. Curr Opin Neurobiol, 2013. 23(1): p. 127-32.

23. Robertson, K.D., DNA methylation and human disease. Nature Reviews

Genetics, 2005. 6(8): p. 597-610.

24. Panossian, A., Understanding adaptogenic activity: specificity of the pharmacological action of adaptogens and other phytochemicals. Ann N Y Acad Sci, 2017. 1401(1): p. 49-64.

25. Ravin, T., The Use of Testosterone and Growth Hormone for Prolotherapy. Journal of Prolotherapy, 2010. 2(4): p. 495-503.

26. Sapolsky, R.M., Why Zebras Don't Get Ulcers: The Acclaimed Guide to Stress, Stress-Related Diseases, and Coping (Third Edition). 2004: Henry Holt and Company.

27. Snyder, P.J., et al., Effects of Testosterone Treatment in Older Men. N Engl J Med, 2016. 374(7): p. 611-24.

28. Association, A.U., Evaluation and Management of Testosterone Deficiency (2018). Retrieved July, 2018. 1: p. 2020.

29. Smith, S.J., et al., Examining the Effects of Herbs on Testosterone Concentrations in Men: A Systematic Review. Adv Nutr, 2021. 12(3): p. 744-765.

30. Dias, J.P., et al., Testosterone vs. aromatase inhibitor in older men with low testosterone: effects on cardiometabolic parameters. Andrology, 2017. 5(1): p. 31-40.

31. Dias, J.P., et al., Effects of aromatase inhibition vs. testosterone in older men with low testosterone: randomized-controlled trial. Andrology, 2016. 4(1): p. 33-40.

32. Schertzinger, M., et al., Daily Fluctuations of Progesterone and Testosterone Are Associated With Fibromyalgia Pain Severity. J Pain, 2018. 19(4): p. 410-417.

33. Fournier, A., F. Berrino, and F. Clavel-Chapelon, Unequal risks for breast cancer associated with different hormone replacement therapies: results from the E3N cohort study. Breast Cancer Res Treat, 2008. 107(1): p. 103-11.

34. Bateman, L., et al., Myalgic Encephalomyelitis/Chronic Fatigue Syndrome: Essentials of Diagnosis and Management. Mayo Clin Proc, 2021. 96(11): p. 2861-2878.

35. Wirth, K.J. and C. Scheibenbogen, Pathophysiology of skeletal muscle disturbances in Myalgic Encephalomyelitis/Chronic Fatigue Syndrome

(ME/CFS). J Transl Med, 2021. 19(1): p. 162.

36. Myhill, S., Diagnosis and Treatment of Chronic Fatigue Syndrome and Myalgic Encephalitis: It's Mitochondria, Not Hypochondria. 2017: Hammersmith Health Books.

37. Forsgren, S. Episode #148: Resolving Chronic Viruses Through Immune Modulation with Dr. Frank Shallenberger, MD. Available from: https://www.betterhealthguy.com/episode148.

38. Liao, L.Y., et al., A preliminary review of studies on adaptogens: comparison of their bioactivity in TCM with that of ginseng-like herbs used worldwide. Chin Med, 2018. 13: p. 57.

39. Korn, D.L. Adaptogens: Herbal Medicine to Smooth Out the Stress. 2018; Available from: https://drlesliekorn.com/2018/01/adaptogens-herbal-medicines-stress/.

40. Yance, D.R., Adaptogens in Medical Herbalism: Elite Herbs and Natural Compounds for Mastering Stress, Aging, and Chronic Disease. 2013: Inner Traditions/Bear.

41. Kotta, S., S.H. Ansari, and J. Ali, Exploring scientifically proven herbal aphrodisiacs. Pharmacogn Rev, 2013. 7(13): p. 1-10.

42. de la Serna, D., et al., A Comprehensive View of Frozen Shoulder: A Mystery Syndrome. Front Med (Lausanne), 2021. 8: p. 663703.

43. Kelly, G.S., Rhodiola rosea: a possible plant adaptogen. Altern Med Rev, 2001. 6(3): p. 293-302.

44. Dhatwalia, J., et al., Phytochemistry, Pharmacology, and Nutraceutical Profile of Carissa Species: An Updated Review. Molecules, 2021. 26(22).

45. de Souza, M. and A. Walker, PREMENSTRUAL SYNDROME. 1998.

46. Wang, Y., et al., The red clover (Trifolium pratense) isoflavone biochanin A inhibits aromatase activity and expression. Br J Nutr, 2008. 99(2): p. 303-10.

47. Panossian, A. and G. Wikman, Effects of Adaptogens on the Central Nervous System and the Molecular Mechanisms Associated with Their Stress-Protective Activity. Pharmaceuticals (Basel), 2010. 3(1): p. 188-224.

48. Reiter, R.J., et al., Melatonin as a mitochondria-targeted antioxidant: one of evolution's best ideas. Cell Mol Life Sci, 2017. 74(21): p. 3863-3881.

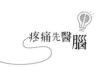

49. Vidor, L.P., et al., Analgesic and sedative effects of melatonin in temporomandibular disorders: a double-blind, randomized, parallel-group, placebo-controlled study. J Pain Symptom Manage, 2013. 46(3): p. 422-32.

50. Chen, W.W., X. Zhang, and W.J. Huang, Pain control by melatonin: Physiological and pharmacological effects. Exp Ther Med, 2016. 12(4): p. 1963-1968.

51. Baltatu, O.C., et al., Cardioprotective Melatonin: Translating from Proof-of-Concept Studies to Therapeutic Use. Int J Mol Sci, 2019. 20(18).

52. Carrillo-Vico, A., et al., Melatonin: buffering the immune system. Int J Mol Sci, 2013. 14(4): p. 8638-83.

53. Zhang, S., et al., Melatonin as a promising agent of regulating stem cell biology and its application in disease therapy. Pharmacol Res, 2017. 117: p. 252-260.

54. Bhattacharya, S., et al., Melatonin and its ubiquitous anticancer effects. Mol Cell Biochem, 2019. 462(1-2): p. 133-155.

55. Stacchiotti, A., G. Favero, and L.F. Rodella, Impact of Melatonin on Skeletal Muscle and Exercise. Cells, 2020. 9(2).

56. Dispenza, J. and G. Braden, Becoming Supernatural: How Common People are Doing the Uncommon. 2017: Hay House.

57. Pham, L., et al., The interplay between mast cells, pineal gland, and circadian rhythm: Links between histamine, melatonin, and inflammatory mediators. J Pineal Res, 2021. 70(2): p. e12699.

58. Sutken, E., et al., Protective role of melatonin and coenzyme Q10 in ochratoxin A toxicity in rat liver and kidney. Int J Toxicol, 2007. 26(1): p. 81-7.

59. Bang, C.S., Y.J. Yang, and G.H. Baik, Melatonin for the treatment of gastroesophageal reflux disease; protocol for a systematic review and meta-analysis. Medicine (Baltimore), 2019. 98(4): p. e14241.

60. Slominski, A.T., et al., Melatonin: A Cutaneous Perspective on its Production, Metabolism, and Functions. J Invest Dermatol, 2018. 138(3): p. 490-499.

61. Citera, G., et al., The effect of melatonin in patients with fibromyalgia: a pilot study. Clin Rheumatol, 2000. 19(1): p. 9-13.

62. Bonilla, E., et al., Melatonin and viral infections. J Pineal Res, 2004. 36(2): p. 73-9.

63. Zhang, R., et al., COVID-19: Melatonin as a potential adjuvant treatment. Life Sci, 2020. 250: p. 117583.

64. Ahmed, M.A., H.I. Ahmed, and E.M. El-Morsy, Melatonin protects against diazinon-induced neurobehavioral changes in rats. Neurochem Res, 2013. 38(10): p. 2227-36.

65. Cruz, A., et al., Melatonin prevents brain oxidative stress induced by obstructive jaundice in rats. J Neurosci Res, 2007. 85(16): p. 3652-6.

66. Liu, W.C., et al., Melatonin Supplementation, a Strategy to Prevent Neurological Diseases through Maintaining Integrity of Blood Brain Barrier in Old People. Front Aging Neurosci, 2017. 9: p. 165.

67. Naseem, M. and S. Parvez, Role of melatonin in traumatic brain injury and spinal cord injury. ScientificWorldJournal, 2014. 2014: p. 586270.

68. Ngo, T.L., [Review of the effects of mindfulness meditation on mental and physical health and its mechanisms of action]. Sante Ment Que, 2013. 38(2): p. 19-34.

69. Hardeland, R., Divergent Importance of Chronobiological Considerations in High- and Low-dose Melatonin Therapies. Diseases, 2021. 9(1).

70. Antunes Wilhelm, E., et al., Correlations between behavioural and oxidative parameters in a rat quinolinic acid model of Huntington's disease: protective effect of melatonin. Eur J Pharmacol, 2013. 701(1-3): p. 65-72.

71. Gieselmann, A., et al., Aetiology and treatment of nightmare disorder: State of the art and future perspectives. J Sleep Res, 2019. 28(4): p. e12820.

72. Aurora, R.N., et al., Best practice guide for the treatment of nightmare disorder in adults. J Clin Sleep Med, 2010. 6(4): p. 389-401.

73. Campbell, S.S. and P.J. Murphy, Extraocular circadian phototransduction in humans. Science, 1998. 279(5349): p. 396-9.

74. Zimmerman, M.E., et al., Neuropsychological Function Response to Nocturnal Blue Light Blockage in Individuals With Symptoms of Insomnia: A Pilot Randomized Controlled Study. J Int Neuropsychol Soc, 2019. 25(7): p. 668-677.

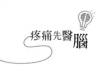

75. Zhu, J. and W.E. Paul, CD4 T cells: fates, functions, and faults. Blood, 2008. 112(5): p. 1557-69.

76. Henningsson, A.J., et al., Indications of Th1 and Th17 responses in cerebrospinal fluid from patients with Lyme neuroborreliosis: a large retrospective study. J Neuroinflammation, 2011. 8: p. 36.

77. Bazzazi, H., et al., Th1-Th17 Ratio as a New Insight in Rheumatoid Arthritis Disease. Iran J Allergy Asthma Immunol, 2018. 17(1): p. 68-77.

78. Yanuck, S.F., et al., Evidence Supporting a Phased Immuno-physiological Approach to COVID-19 From Prevention Through Recovery. Integr Med (Encinitas), 2020. 19(Suppl 1): p. 8-35.

79. Fasano, A., Leaky gut and autoimmune diseases. Clin Rev Allergy Immunol, 2012. 42(1): p. 71-8.

80. Fasano, A., All disease begins in the (leaky) gut: role of zonulin-mediated gut permeability in the pathogenesis of some chronic inflammatory diseases. F1000Res, 2020. 9.

81. Tonon, A.C., et al., Melatonin and Depression: A Translational Perspective From Animal Models to Clinical Studies. Front Psychiatry, 2021. 12: p. 638981.

82. Duez, H. and B. Staels, Nuclear receptors linking circadian rhythms and cardiometabolic control. Arterioscler Thromb Vasc Biol, 2010. 30(8): p. 1529-34.

83. Bumgarner, J.R., W.H. Walker, 2nd, and R.J. Nelson, Circadian rhythms and pain. Neurosci Biobehav Rev, 2021. 129: p. 296-306.

84. Segal, J.P., et al., Circadian control of pain and neuroinflammation. J Neurosci Res, 2018. 96(6): p. 1002-1020.

85. Ayyar, V.S. and S. Sukumaran, Circadian rhythms: influence on physiology, pharmacology, and therapeutic interventions. J Pharmacokinet Pharmacodyn, 2021. 48(3): p. 321-338.

86. Zheng, X., et al., Environmental chemicals affect circadian rhythms: An underexplored effect influencing health and fitness in animals and humans. Environment International, 2021. 149: p. 106159.

附錄一

1. Stapelberg, N.J.C., et al., Health, pre-disease and critical transition to disease in the psycho-immune-neuroendocrine network: Are there distinct states in the progression from health to major depressive disorder? Physiol Behav, 2019. 198: p. 108-119.

2. Martel, A. and J. Liberman, Light Therapies: A Complete Guide to the Healing Power of Light. 2018: Inner Traditions/Bear.

3. Frandsen, A., et al., Autonomic Response Testing Compared With Immunoglobulin E Allergy Panel Test Results: Preliminary Report. Alternative Therapies in Health & Medicine, 2018. 24(2).

4. Dong, B., et al., Superresolution intrinsic fluorescence imaging of chromatin utilizing native, unmodified nucleic acids for contrast. Proceedings of the National Academy of Sciences, 2016. 113(35): p. 9716-9721.

5. Nathan, N., Energetic Diagnosis: Groundbreaking Thesis on Diagnosing Disease and Chronic Illness. 2022: Victory Belt Publishing.

6. Papageorgiou, C.D., et al., Hormesis-Like Benefits of Physical Exercises Due To Increased Reactive Oxygen Species. Physical Education, Sport, Kinesitherapy Research Journal/PESKRJ, 2016. 1(3): p. 76-84.

7. Momma, H., et al., Muscle-strengthening activities are associated with lower risk and mortality in major non-communicable diseases: a systematic review and meta-analysis of cohort studies. Br J Sports Med, 2022.

8. Mattson, M.P., Hormesis defined. Ageing Res Rev, 2008. 7(1): p. 1-7.

9. Oudemans-van Straaten, H.M., A.M. Spoelstra-de Man, and M.C. de Waard, Vitamin C revisited. Crit Care, 2014. 18(4): p. 460.

10. Yoshii, Y., et al., Effects of multiple injections of hypertonic dextrose in the rabbit carpal tunnel: a potential model of carpal tunnel syndrome development. Hand (N Y), 2014. 9(1): p. 52-7.

11. 蘇東平教授，低劑量 K 他命對難治型憂鬱症之快速療效. 2017, 台北榮總新聞稿.

12. Patten, D.K., B.G. Schultz, and D.J. Berlau, The Safety and Efficacy of Low-Dose Naltrexone in the Management of Chronic Pain and

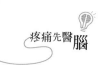

Inflammation in Multiple Sclerosis, Fibromyalgia, Crohn's Disease, and Other Chronic Pain Disorders. Pharmacotherapy, 2018. 38(3): p. 382-389.

13. Hatfield, E., et al., Use of low-dose naltrexone in the management of chronic pain conditions: A systematic review. J Am Dent Assoc, 2020. 151(12): p. 891-902 e1.

14. Soin, A., et al., Low-Dose Naltrexone Use for Patients with Chronic Regional Pain Syndrome: A Systematic Literature Review. Pain Physician, 2021. 24(4): p. E393-E406.

15. Nagakura, K.I., et al., Low-dose oral immunotherapy for children with anaphylactic peanut allergy in Japan. Pediatr Allergy Immunol, 2018. 29(5): p. 512-518.

16. Sugiura, S., et al., Slow low-dose oral immunotherapy: Threshold and immunological change. Allergol Int, 2020. 69(4): p. 601-609.

17. Klinghardt, D.K. and B. WA, Lyme disease: a look beyond antibiotics. Explor Infect Dis, 2005. 14(2): p. 6-11.

18. Ullman, D., Exploring Possible Mechanisms of Hormesis and Homeopathy in the Light of Nanopharmacology and Ultra-High Dilutions. Dose Response, 2021. 19(2): p. 15593258211022983.

19. Bell, I.R., M. Koithan, and A.J. Brooks, Testing the nanoparticle-allostatic cross-adaptation-sensitization model for homeopathic remedy effects. Homeopathy, 2013. 102(1): p. 66-81.

20. Stam, C., M.S. Bonnet, and R.A. van Haselen, The efficacy and safety of a homeopathic gel in the treatment of acute low back pain: a multi-centre, randomised, double-blind comparative clinical trial. Br Homeopath J, 2001. 90(1): p. 21-8.

21. Boehm, K., et al., Homeopathy in the treatment of fibromyalgia--a comprehensive literature-review and meta-analysis. Complement Ther Med, 2014. 22(4): p. 731-42.

22. Schneider, C., et al., A homeopathic ointment preparation compared with 1% diclofenac gel for acute symptomatic treatment of tendinopathy. Explore (NY), 2005. 1(6): p. 446-52.

23. Cameron, M. and S. Chrubasik, Topical herbal therapies for treating osteoarthritis. Cochrane Database Syst Rev, 2013(5): p. CD010538.

24. Naude, D.F., I.M. Stephanie Couchman, and A. Maharaj, Chronic primary

insomnia: efficacy of homeopathic simillimum. Homeopathy, 2010. 99(1): p. 63-8.

25. Whitmarsh, T.E., D.M. Coleston-Shields, and T.J. Steiner, Double-blind randomized placebo-controlled study of homoeopathic prophylaxis of migraine. Cephalalgia, 1997. 17(5): p. 600-4.

26. Fisher, P. and D.L. Scott, A randomized controlled trial of homeopathy in rheumatoid arthritis. Rheumatology (Oxford), 2001. 40(9): p. 1052-5.

27. Rivas-Suarez, S.R., et al., Exploring the Effectiveness of External Use of Bach Flower Remedies on Carpal Tunnel Syndrome: A Pilot Study. J Evid Based Complementary Altern Med, 2017. 22(1): p. 18-24.

附錄二

1. Summerton, N., The medical history as a diagnostic technology. Br J Gen Pract, 2008. 58(549): p. 273-6.

2. Forstenpointner, J., et al., Stratification of neuropathic pain patients: the road to mechanism-based therapy? Curr Opin Anaesthesiol, 2018. 31(5): p. 562-568.

3. Forstenpointner, J., J. Otto, and R. Baron, Individualized neuropathic pain therapy based on phenotyping: are we there yet? Pain, 2018. 159(3): p. 569-575.

4. Bergner, R.M., Therapeutic storytelling revisited. Am J Psychother, 2007. 61(2): p. 149-62.

5. 遇見完形的我：用覺察、選擇、責任與自己和好，解鎖人生難題. 2020: 究竟.

附錄三

1. Episode #147: Fats That Heal with Udo Erasmus. 2021; Available from: https://www.betterhealthguy.com/episode147.

2. (SIGHI), S.I.G.H.I. Information about histamine related disorders (histaminosis), for persons concerned and healthcare professionals. 2022; Available from: https://www.histaminintoleranz.ch/downloads/SIGHI-Leaflet_HistamineEliminationDiet_CN(Mandarin).pdf.

3. Kahleova, H. and N.D. Barnard, Can a plant-based diet help mitigate

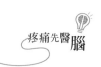

Covid-19? European Journal of Clinical Nutrition, 2022: p. 1-2.

4. Join, I. and P. Calendar, Boosting Immunity: Functional Medicine Tips on Prevention & Optimizing Immune Function During the COVID-19 (Coronavirus) Outbreak.

5. Lee, S.W., et al., Physical activity and the risk of SARS-CoV-2 infection, severe COVID-19 illness and COVID-19 related mortality in South Korea: a nationwide cohort study. Br J Sports Med, 2021.

6. Lynn, D.J., et al., Modulation of immune responses to vaccination by the microbiota: implications and potential mechanisms. Nat Rev Immunol, 2022. 22(1): p. 33-46.

7. Afrin, L.B., L.B. Weinstock, and G.J. Molderings, Covid-19 hyperinflammation and post-Covid-19 illness may be rooted in mast cell activation syndrome. Int J Infect Dis, 2020. 100: p. 327-332.

8. Raony, I., et al., Psycho-Neuroendocrine-Immune Interactions in COVID-19: Potential Impacts on Mental Health. Front Immunol, 2020. 11: p. 1170.

9. Evans, J.M., et al., The Functional Medicine Approach to COVID-19: Virus-Specific Nutraceutical and Botanical Agents. Integr Med (Encinitas), 2020. 19(Suppl 1): p. 34-42.

10. Dror, A.A., et al., Pre-infection 25-hydroxyvitamin D3 levels and association with severity of COVID-19 illness. PLoS One, 2022. 17(2): p. e0263069.

11. Pizzorno, J., Are Antiviral Flavonoids Part of the Solution to the COVID-19 Pandemic? Integr Med (Encinitas), 2021. 20(6): p. 8-13.

12. Gessa Sorroche, M., et al., Hypochlorous acid as an antiseptic in the care of patients with suspected COVID-19 infection. Arch Soc Esp Oftalmol (Engl Ed), 2022. 97(2): p. 77-80.

13. Go, C.C., et al., Potential Role of Xylitol Plus Grapefruit Seed Extract Nasal Spray Solution in COVID-19: Case Series. Cureus, 2020. 12(11): p. e11315.

14. Senthil Kumar, K.J., et al., Geranium and Lemon Essential Oils and Their Active Compounds Downregulate Angiotensin-Converting Enzyme 2 (ACE2), a SARS-CoV-2 Spike Receptor-Binding Domain, in Epithelial Cells. Plants (Basel), 2020. 9(6).

15. Asif, M., et al., COVID-19 and therapy with essential oils having antiviral, anti-inflammatory, and immunomodulatory properties. Inflammopharmacology, 2020. 28(5): p. 1153-1161.
16. Saied, E.M., et al., A Comprehensive Review about the Molecular Structure of Severe Acute Respiratory Syndrome Coronavirus 2 (SARS-CoV-2): Insights into Natural Products against COVID-19. Pharmaceutics, 2021. 13(11).

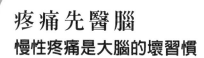

疼痛先醫腦
慢性疼痛是大腦的壞習慣

作　　　者－王偉全
主　　　編－林潔欣
企劃主任－王綾翊
封面設計－比比司設計工作室
內文設計－徐思文
內頁插圖－Rae&Kat

第五編輯部總監－梁芳春
董　事　長－趙政岷
出　版　者－時報文化出版企業股份有限公司
　　　　　　108019　臺北市和平西路 3 段 240 號 3 樓
　　　　　　發行專線－（02）2306-6842
　　　　　　讀者服務專線－ 0800-231-705‧(02)2304-7103
　　　　　　讀者服務傳真－ (02)2304-6858
　　　　　　郵撥－ 19344724　時報文化出版公司
　　　　　　信箱－ 10899 臺北華江橋郵局第 99 信箱
時報悅讀網－ http://www.readingtimes.com.tw
法律顧問－理律法律事務所 陳長文律師、李念祖律師
印　　　刷－勁達印刷股份有限公司
一版一刷－ 2022 年 8 月 26 日
一版二刷－ 2022 年 10 月 13 日
定　　　價－新臺幣 400 元
（缺頁或破損的書，請寄回更換）

時報文化出版公司成立於一九七五年， 並於一九九九年股票上櫃公開發行，於
二○○八年脫離中時集團非屬旺中，以「尊重智慧與創意的文化事業」為信念。

疼痛先醫腦：慢性疼痛是大腦的壞習慣/王偉全
著 . ── 一版 . ── 臺北市：時報文化出版企業
股份有限公司，2022.08
　　面；　公分
ISBN 978-626-335-786-0(平裝)
1.CST: 疼痛醫學
　　　415.942 111012413

ISBN 978-626-335-786-0　　Printed in Taiwan